全国通用职业（就业）技能培训丛书

全国家庭服务业就业培训推荐教材

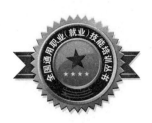

养老护理员

上岗手册

张瀚文　韦　国　主编

U0306933

化学工业出版社

·北　京·

内容提要

　　《养老护理员》一书是为养老护理人员量身定做的提升就业、从业技能的实操性读本。本书最大的特点就是以就业为导向，突出实用性、专业性，重点培养从业人员的技术运用能力和岗位工作能力。

　　本书内容由导读和其他三个部分组成：第一部分养老护理员上岗须知，包括养老护理员职业认识、养老护理员任职要求；第二部分养老护理员职业常识，包括职业守则、工作须知；第三部分养老护理员工作技能，包括老人起居护理、老人清洁卫生、老人饮食护理、老人常见病护理、老人心理护理、医疗护理基础操作、临终关怀等内容。

　　《养老护理员》既适用于职业院校、企业和职业培训机构大力开展订单式培训、定向培训、定岗培训、劳动预备培训，也适用于从业者通过自我阅读和学习，提升自己的从业技能和管理技能。

图书在版编目（CIP）数据

养老护理员／张瀚文，韦国主编．—北京：化学工业
出版社，2020.7
　ISBN 978-7-122-36825-6

　Ⅰ．①养…　Ⅱ．①张…②韦…　Ⅲ．①老年人-护理
学-技术培训-教材　Ⅳ．①R473.59

　中国版本图书馆CIP数据核字（2020）第080089号

责任编辑：陈　蕾　　　　　　　　　　　　装帧设计：尹琳琳
责任校对：王素芹

出版发行：化学工业出版社（北京市东城区青年湖南街13号　邮政编码100011）
印　　装：三河市延风印装有限公司
710mm×1000mm　1/16　印张7¹/₂　字数130千字　2020年7月北京第1版第1次印刷

购书咨询：010-64518888　　　　　　　　　售后服务：010-64518899
网　　址：http://www.cip.com.cn
凡购买本书，如有缺损质量问题，本社销售中心负责调换。

定　　价：36.00元

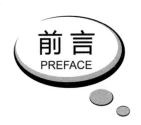

国务院出台的《关于推行终身职业技能培训制度的意见》（国发〔2018〕11号）是继2010年国务院《关于加强职业培训促进就业的意见》（国发〔2010〕36号）之后，国家又一个具有划时代意义的职业技能培训领域的文件。

《国务院关于加强职业培训促进就业的意见》（国发〔2010〕36号）指出："（四）大力开展就业技能培训。要面向城乡各类有就业要求和培训愿望的劳动者开展多种形式就业技能培训。坚持以就业为导向，强化实际操作技能训练和职业素质培养，使他们达到上岗要求或掌握初级以上职业技能，着力提高培训后的就业率……（七）大力推行就业导向的培训模式……引导职业院校、企业和职业培训机构大力开展订单式培训、定向培训、定岗培训。面向有就业要求和培训愿望城乡劳动者的初级技能培训和岗前培训，应根据就业市场需求和企业岗位实际要求，开展订单式培训或定岗培训；面向城乡未继续升学的应届初高中毕业生等新成长劳动力的劳动预备制培训，应结合产业发展对后备技能人才需求，开展定向培训。"

《关于推行终身职业技能培训制度的意见》（国发〔2018〕11号）指出："（四）完善终身职业技能培训政策和组织实施体系。面向城乡全体劳动者，完善从劳动预备开始，到劳动者实现就业创业并贯穿学习和职业生涯全过程的终身职业技能培训政策。以政府补贴培训、企业自主培训、市场化培训为主要供给，以公共实训机构、职业院校（含技工院校，下同）、职业培训机构和行业企业为主要载体，以就业技能培训、岗位技能提升培训和创业创新培训为主要形式，构建资源充足、布局合理、结构优化、载体多元、方式科学的培训组织实施体系。（五）围绕就业创业重点群体，广泛开展就业技能培训。持续开展高校毕业生技能就业行动，增强高校毕业生适应产业发展、岗位需求和基层就业工作能力。深入实施农民工职业技能提升计划——'春潮行动'，将农村转移就业人员和新生代农民工培养成为高素质技能劳动者。配合化解过剩产能职工安置工作，实施失业人员和转岗职工特别职业培训计划。实施新型职业农民培育工程和农村实用人才培训计划，全面建立职业农民制度……"

根据国务院关于加强职业培训促进就业、关于推行终身职业技能培训制度的意见，我们组织相关专家和一线从业人员，编写了一套"全国通用职业（就业）技能培训丛书"，其中的"全国家庭服务业就业培训推荐教材"系列就是针对家政服务业从业人员学习、提升的一套实用培训教材。

《养老护理员》设置五大模块，由"就业导向＋上岗须知＋职业素质＋从业技能＋技能测试"构成，内容基本涵盖了养老护理人员上岗就业应知应会的基本知识和技能。

本书是为养老护理人员量身定做的一本提升就业、从业技能的实操性读本。本书既适用于职业院校、企业和职业培训机构大力开展订单式培训、定向培训、定岗培训、劳动预备制培训；也适用于从业者通过自我阅读和学习，提升自己的从业技能和管理技能。本书最大的特点就是以就业为导向，突出实用性、专业性，重点培养从业人员的技术运用能力和岗位工作能力。

本书由张瀚文、韦国主编。由于编者水平所限，不足之处敬请读者指正。

编　者

图书使用指南 >>>>>>

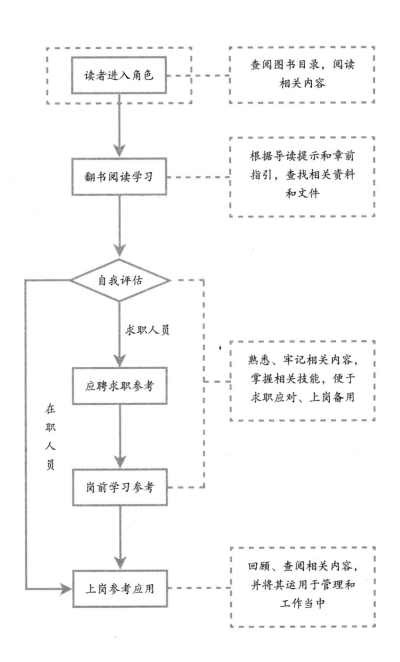

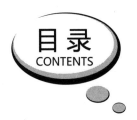

目 录
CONTENTS

第二部分　养老护理员职业常识

第三部分　养老护理员工作技能

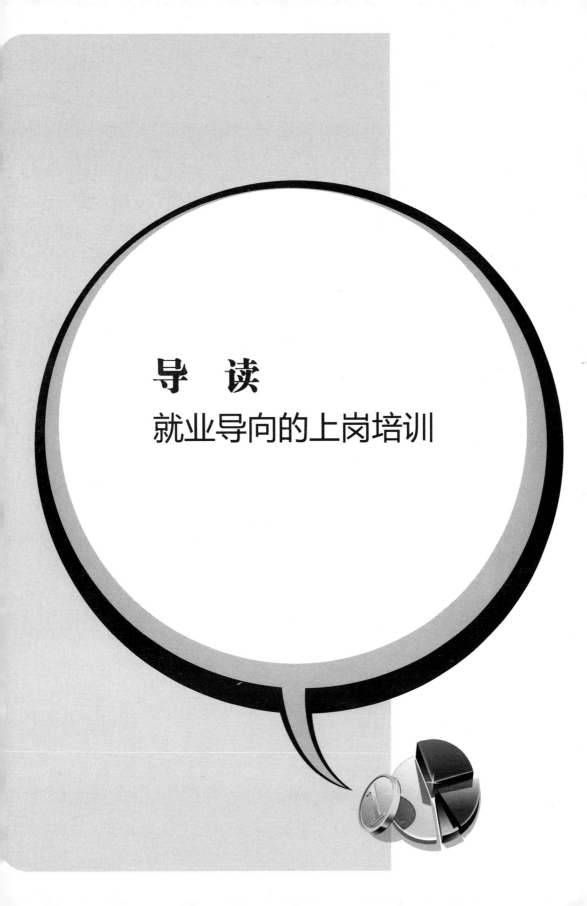

导 读
就业导向的上岗培训

一、何谓就业导向

就业导向就是指培训工作要以"就业"为目标，适应社会产业结构和职业结构的变化，满足用人单位对生产、服务、管理第一线技术技能型人才的需求，实现个人的就业愿望。实施就业导向，也就是要实现真正的大众化教育，谁想学谁就可以学，想学什么就可以学什么，想什么时候学就可以什么时候学，想到什么地方学就可以到什么地方学。

二、为何要以就业为导向

"用工荒"一词在近几年的媒体报道中出现的频率非常高，然而，许多年轻人因找不到工作而"啃老"的行为也开始成为一个引人关注的社会问题。

一方面，企业招聘不到合适的人；另一方面，许多人找不到满意的工作。针对这一现象，政府和许多专业机构都在找原因。有一点不容忽视：部分求职者不具备实际胜任工作的技能！学校培养出来的一些学生所读的课程教材堆起来可能有一米高，但就业的本领却不高！见图0-1。

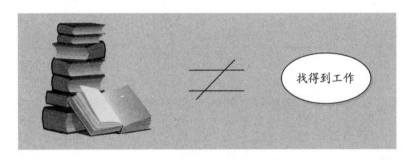

图0-1 会读书不一定会工作

另外，一些掌握一定技能的人却缺乏一些职场基本常识和职场礼仪，因而，往往在试用期就被"刷"下来了。

（1）上司的指示没听明白就动手工作。

（2）工作过程中遇到困难不会积极主动地寻求帮助。

（3）工作完了不反馈信息、不会汇报工作。

（4）不协助同事。

（5）上下班不与同事打招呼。

（6）在公司里碰到客人，面无表情。

（7）不会给客户打电话。

（8）不会做工作记录，不会做报表。

（9）上班忙着看微信、刷朋友圈、网上购物、做微商。

（10）站没站相、坐没坐相，严重影响公司形象。

（11）上班时随意串岗、溜号、嬉闹。

（12）使用公司电话打私人电话，处理私人事情。

……

三、养老护理员的就业导向目标

以就业导向为目的，就是要为社会培养应用型技术人才。而这最直接的体现就是实现被教育对象的顺利就业。这就要求受教育者在学习期间能够掌握所学领域比较实用的操作技能，并能在实践中加以运用，让受教育者达到行业要求。

养老护理员的就业培训目标是使受训者在学习完后掌握就业所需知识，能够顺利实现就业，并具备一定的成长空间。见图0-2。

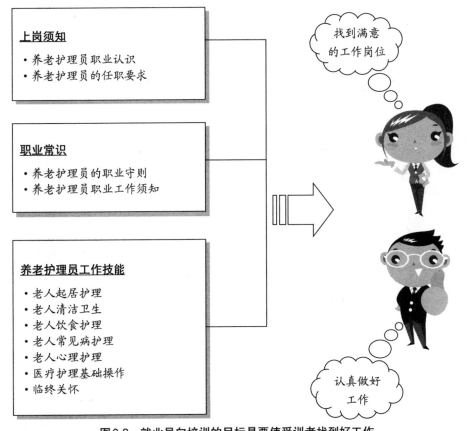

图0-2　就业导向培训的目标是要使受训者找到好工作

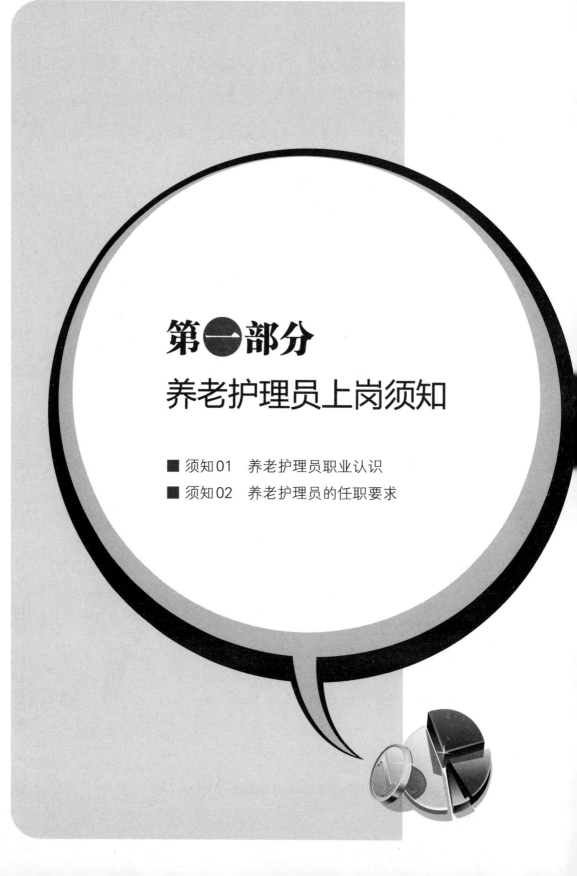

第一部分

养老护理员上岗须知

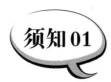 养老护理员职业认识

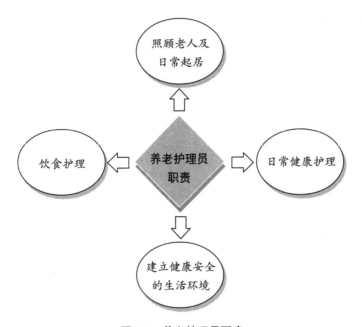

图1-1　养老护理员职责

一、养老护理员的职责

养老护理员是指对老年人生活进行照料、护理的服务人员。其主要护理职责如下。

（一）照顾老人日常起居

（1）帮助老人进食。

（2）依据护理操作规程协助老人排泄。

（3）整理老人床铺。

（4）依照医嘱协助老人吃药。

（5）依据护理操作规程更换老人衣物。

（6）依据护理规范帮助老人洗澡（在浴室或床上）。

（二）日常健康护理

（1）观察并记录老人每日进食和排泄的状况。

（2）观察并记录老人的一些非正常的行为和语言。

（3）依照护理计划给予老人必要的身体活动，每天至少一次，每次不少于20分钟。

（4）给予老人兴趣活动，包括看电视、听音乐、读书、读报、进行记忆游戏或肢体游戏等，每天至少一个小时。

（5）每天帮助或协助老人梳洗和口腔清洗。

（6）实施护理规范中的预防传染的措施，确保老人手部清洁。

（7）进行每日的皮肤护理和会阴处护理。

（三）建立健康、安全的生活环境

（1）每周对老人家居进行整体的清洁。

（2）每日对老人的主要生活场所如卧室，进行清洁。

（3）每周更换老人的床上用品，如发现污物及时更换。

（4）每周为老人更换一次内衣。

（5）清洗老人衣物和床上物品，对老人换下的污染过的床上物品或衣物进行消毒、清洗。

（6）依据护理规范整理老人室内物品、家具和电器的摆放，以确保老人处于安全的生活环境中。

（7）要经常对老人使用过的坐便器、尿盆、便盆、浴缸或脸盆等进行消毒、清洗。

（四）饮食护理

（1）根据护理计划的要求和合同规定准备老人的饮食。

（2）帮助或协助老人进餐，鼓励老人自己进餐。

（3）观察老人进餐的状况，防止老人烫伤或发生噎食；记录老人的进餐情况。

（4）定时向老人提供饮水。

二、养老护理员的职业方向

养老护理员的职业方向如下。

（1）就职于医院、社区医疗部门、养老院、个体医疗机构。针对老年人群提供整体护理服务。

（2）自主创业，开设养老服务机构。针对老年群体进行养老照顾服务及指导工作。

（3）进入老人家庭对特殊老年人做家庭养老照顾服务。

三、养老护理员的职业前景

随着我国老龄化社会的加剧，独生子女的增多，"四二一"结构的家庭越来越多，社会化养老是不可抗拒的大趋势。在这种社会大背景下，养老护理人员必定成为职场中的热门人才，而且行业分工会越来越细，要求从业人员的素质越来越高，收入也会越来越高。

牢记要点～～～～～～～～～～～～～～～～～～～～～～～～～～～～

1.老人使用过的便盆等器物，一定要经常消毒清洗。

2.每天注意老人手部卫生，定期剪手指甲。

3.对老人的语言进行如实记录，有利于分析老人健康状态。

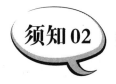 须知02 养老护理员的任职要求

学习目标：

1.掌握养老护理员的护理知识与技能要求，以及素质要求（见图1-2）。
2.理解工作中"勤、实、灵、爱"的含义。

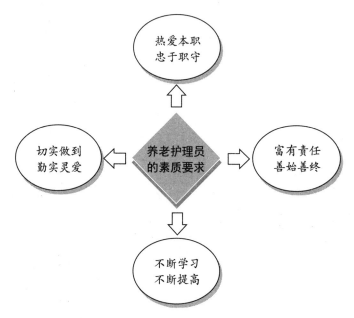

图1-2　养老护理员的素质要求

一、护理知识与技能要求

　　护理员在老年人照顾中可以发挥独特的作用，不但可提高老年人的护理质量，更重要的是能够改善老年人的生活质量。

　　许多老年人需要的是照顾而不仅仅是治疗，对慢性病人来说更是如此。而护理的重点即在于照顾，养老护理员应具备相应的知识与技能，可帮助老人应对慢性疾病伴随的变化，最大限度地减少残障，尽可能地维持功能，促进与保持健

康，降低危险因素等。

（一）知识要求

作为护理员必须掌握以下基本知识。

1.老年护理基础知识

（1）老年人生理、心理特点。

（2）老年人的护理特点。

（3）老年人的常见疾病。

（4）老年人的营养需求。

（5）养老护理员职业工作须知。

2.相关法律、法规知识

（1）《老年人权益保障法》的相关知识。

（2）《劳动法》的相关知识。

（3）其他相关法律、法规。

（二）技能要求

养老护理员须具备以下技能。

（1）清洁卫生。

（2）睡眠照料。

（3）饮食照料。

（4）给药与观察。

（5）消毒、冷热敷应用。

（6）急救。

（7）常见病护理。

（8）肢体康复技术。

二、素质要求

养老护理员的素质决定了养老护理的质量，而养老护理质量有保证，能够提升老人晚年生活的信心和幸福感，能够延年益寿。

（一）热爱本职工作，忠于职守

从事护理工作的每一个人，都要钻研一行、干好一行，不断学习、积累，练就过硬的技能，在工作中懂得如何规范化去做，如何做得更好，不断提高服务质量。同时在护理工作中要具备爱心、细心、耐心、热心、诚心。

爱心是做好护理工作必须具备的基本条件之一，是理解和沟通的基础，也是温暖他人的源泉。

在有爱心的基础上，还要工作细心，养老护理员的护理对象大多存在言语表达上的困难，常常不能表述自身的不适，这就要求护理人员细心观察护理对象的身体变化、情绪变化、饮食、睡眠、大小便情况等，及时发现病情，及时诊治，尽早为护理对象解除痛苦。

另外工作中还要耐心、热心、诚心。老年人都有其特殊的生理和心理需求，在工作中护理人员要有耐心，应理解并接受他们的行为方式，认真倾听他们的心声，与他们进行情感交流，并尽可能地为他们提供帮助，满足他们的合理要求。对他们要以诚相待，一视同仁，注意礼节，尊重他们的人格和自尊心，保护他们的隐私，对老人的合法权利要给予尊重和保护，全心全意为他们服务，不能有偏见和歧视。

有些老人思维不好，或性情古怪，万一养老护理员受了委屈要有忍耐之心，不要和老人、家属发生正面冲突。相信只要始终做到"爱心、耐心、细心、热心、诚心"就是尽到我们的责任，就能做到让老人安心，家属放心。

（二）要有责任，做事要有始有终

养老护理的责任是什么？养老护理员国家执业标准中提出，养老护理的责任是：尊老、敬老、以人为本、服务第一、爱岗敬业，遵纪守法、自律奉献。

开展护理工作必须要保证我们自身行为的合法、合理、合情，要记住"出现问题先考虑自身工作的不足"，时刻以这种观念来开展工作，来处理我们和老人、家属之间可能出现的矛盾。

对老人要有充分的责任心。职责所在，是任务之首。

（三）不断学习，不断提高

养老护理已日趋走向产业化，国家也出台了养老护理员执业标准，从现实来讲，养老护理已经成为一种职业技能，因此提高我们自身素质是形势所需、实际所需。注重素质意识要加强自身法律学习，做到依法行事、无愧于心。要加强自身业务素质，主动参加业务培训，把护理做到规范化、标准化，学会不断总结，不断提高。要努力提高人际关系处理能力，能融洽地和周围同事相处，和老人相处，和家属相处，懂得护理老人要"察言观色"，和家属交流要善于理解言下之意、弦外之音。

（四）工作中要做到勤、实、灵、爱

1.勤

手勤、脚勤，勤奋地开展工作，勤于用脑，勤于用心。

2.实

诚实、自律、实实在在做事，堂堂正正做人，要甘于吃苦，无愧于心。

3.灵

灵活、机动，善听弦外之音，善明言下之意，灵巧地化解矛盾。

4.爱

以呵护之心，敬爱之意开展工作，以子女之爱对待老人。

牢记要点

1.牢记五心：爱心、细心、耐心、诚心、热心。

2.牢记勤、实、灵、爱的含义。

3.学习一些老人心理学知识。

_____

_____

_____

_____

_____

_____

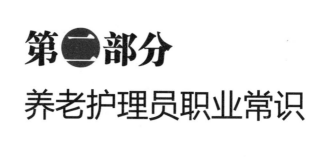

第二部分

养老护理员职业常识

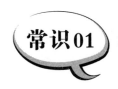 **常识01** 养老护理员的职业守则

学习目标：

1.掌握养老护理员的职业守则（见图2-1）。

2.理解服务第一的内在含义。

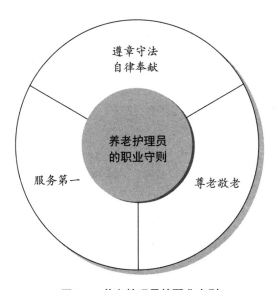

图2-1　养老护理员的职业守则

一、尊老敬老

养老护理员在工作中要处处为老人着想，在实际行动中体现以老人为本的服务理念，使老人从养老护理员的工作中感受到尊敬与关怀。

二、服务第一

养老护理员的工作对象是老年人，也就是说为老年人服务是第一位的，老人

的需要就是对养老护理员的要求，时时处处为老人着想，急老人所急，想老人所想，全心全意为老人服务是养老护理员职业素质的基本要求，只有树立"服务第一"的思想，把它作为工作行为的指导，并把它落到实处，才能赢得大家信任和社会赞誉。

三、遵章守法、自律奉献

（一）遵章守法

树立严格的法制观念，认真学习和遵守国家的法律、法令，学习和遵守有关尊老、敬老和维护老年人权益的法律、法规，使自己的一言一行，都符合法律、法规的要求，做遵章守法的好公民。遵守社会公德，遵守社会活动中最简单、最起码的公共生活准则，努力做到"爱国守法、明礼诚信、团结友善、勤俭自强、敬业奉献"，遵守养老护理员的职业道德和工作须知，爱老、敬老，热忱地为老年人服务。

（二）自律奉献

严格要求自己，凡事先为老人着想，把为老人服务作为准则。积极进取，刻苦钻研，努力学习和掌握工作技能，不断提高养老护理工作的质量。

> **牢记要点**
>
> 1. "服务第一"的含义是：一切以服务于老人为中心。
> 2. 尊重老人，爱护老人。
> 3. 自律于己，自律于工作。

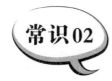 **养老护理员职业工作须知**

学习目标：

1. 了解养老护理员的礼仪要求（见图2-2）。
2. 重点掌握养老护理员工作要求。

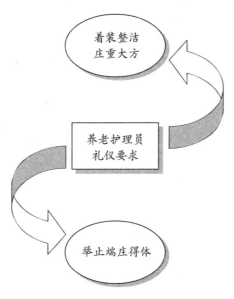

图2-2　养老护理员礼仪要求

一、礼仪要求

礼仪是指人们在社会交往活动中共同遵循的、最简单、最起码的道德行为规范，是一个人文化修养、精神面貌的外在表现。一个人在社会生活中要与他人接触，其礼仪的表现将会使他人产生很强的知觉反应，能给人留下深刻的印象。良好的礼仪修养能强化人际间的沟通，建立良好的人际关系，反之不但会损害自己的形象，而且会影响人际关系。养老护理员必须遵守以下礼仪要求。

（一）着装整洁、庄重大方

养老护理员的工作对象往往是具有丰富的社会经验和阅历的老年人，他们见多识广，一般都有良好的审美观，所以养老护理员在工作中一定要注意着装、修饰、行为举止和个人卫生。

（1）服装要清洁、整齐，在养老机构应着工作装，若在老人家庭工作则服装要庄重、大方、合体，夏天着衣不可过多裸露。不穿裙子高跟鞋等不方便劳动的衣服。

（2）梳短发时头发以在颈部以上为宜，长发的养老护理员工作时应把头发梳成发辫或盘起成髻。

（3）经常修剪指甲，不留长指甲或染彩色指甲，过长的和色彩鲜艳的指甲，不但会藏匿细菌，也会给老人带来不良刺激，甚至在工作中可能不慎损伤老人的肌肤，应特别注意。

（4）工作时可以淡妆上岗，但不可浓妆艳抹和佩戴首饰上岗，以防首饰划伤引发老人的交叉感染或身体的损伤。

（5）所有服务人员均不得梳各种前卫怪异发型。

（6）养老护理员仅在自己的卧室中穿着睡衣，不得穿睡衣及比较暴露的衣服在客厅走动及工作或外出。

（7）不可使用客户家里的电话打私人电话，更不可以随便过问客户家的经济收入情况，不可以在小区里提起客户家的事情和电话号码，以及客户家庭的作息习惯。

（二）举止端庄、得体

举止是指人的动作、表情。在日常生活中的一举一动、一颦一笑都可以概括为举止。养老护理员应举止得体，具体要求如下。

（1）站立的姿势要端正、挺拔。坐、立、行姿势要端庄，举止要大方，坐时不准将脚放在桌椅上，不准跷二郎腿，不准左右或上下摇动，站立时姿势要自然大方，双手垂放，行走时不能摇头晃脑。

（2）走姿步态要轻快、稳健。

（3）讲究卫生。保持整洁、干净、清爽的个人形象，要做到四勤："勤洗手、勤剪指甲、勤洗澡、勤换洗衣服"。

（4）礼貌待人。

① 要称呼雇主为先生/太太。对客户家的小孩称呼：可直接称呼名字。对主人的父母如年龄差别不大，可称呼为：大哥/大姐，如年龄大得多，可称之为：

叔叔/阿姨/爷爷/奶奶。最常见的称呼：先生/太太/叔叔/阿姨/爷爷/奶奶。得到别人的帮助要说"谢谢"，问问题前要说"请打扰一下"，做错了要说"对不起"等礼貌用语。

② 家中来客或对外交往要自然、大方、稳重、热情、有礼。做到微笑待人，用好敬语，不可以貌取人。

③ 客人到来主动为客人让座、沏茶，茶水量以七分满为宜。客人离去时，为客人开门。与客人谈话时坐姿端正，禁止左顾右盼、低头哈腰或昂头叉腰。用心聆听客人谈话，不抢话，不中途插话，不与客人争论，不强词夺理，说话要有分寸，语气温和，语言要文雅。如果主人在家，护理员需要回避。

（5）态度要真诚和蔼。

二、工作要求

（一）对生活不能自理的老人，要耐心照顾

1.日常生活自理困难者，需要精心照料

（1）保持老人身体清洁。一些高龄、患病的老人在日常生活中不能维持个人的清洁卫生，需要养老护理员的帮助。

（2）每日护理。早晚要帮助老人洗脸、刷牙；对于戴有活动假牙的老人，要注意假牙的护理；每晚睡前要为老人洗脚，天气热时还要为老人擦身或洗澡。

（3）每周护理。每周要为老人洗头、洗澡1～2次，内衣、床单换洗1～2次。衣服、被褥若被打湿或弄脏要及时更换，以保持老人皮肤的清洁卫生。

2.注意褥疮的预防

（1）对于自己不能活动或长期卧床的老人，要保持床铺平整、清洁，定时更换卧位，一般2小时翻身一次。

（2）协助老人翻身后要观察老人的皮肤有无褥疮等情况。

（3）对肢体有瘫痪、大小便失禁的老人要随时协助其更换床单、被褥，以保持老人身体的清洁和舒适，避免发生褥疮。

3.细心照顾老人的衣着

（1）老人的衣着要合体保暖。

（2）老人外出时要戴帽子。冬季可避免受凉，夏季可遮挡阳光。

（3）老人鞋袜要舒适。夏天适宜穿轻便、宽松或软牛皮便鞋，冬季适宜穿保暖性能好、轻便、防滑的棉鞋，老人的袜子应为宽口的棉制品。

（二）老年人的饮食照顾要周到

1.饮食照顾要周到

老年人由于牙齿的松动或缺失，对较硬的食物咀嚼困难，吃饭慢，食量小，常常饭没吃完就凉了，养老护理员要及时发现，将饭菜重新加热，而且食物应煮得软烂、可口。

2.设法满足老人营养需要

有的老人味觉与嗅觉功能减退，常感到食物没有味道，影响食欲和进食量，但老年人又不能吃过多的盐和糖类，此时养老护理员不但要满足老人的营养需求，还要设法使老人增加进食量，享受进食的愉悦。

3.注意进食的安全

对不能自理的老人，养老护理员要帮助老人进食。

（三）对老年人排泄的照顾要熟练、耐心

老年人活动少，肠蠕动减慢，再加上平时进食、饮水不足，食物过于精细，容易发生便秘。老年人因饮食不当或疾病易导致腹泻；个别老年人因衰老、疾病或肛门、尿道括约肌的神经功能失调易造成大小便失禁等。

（四）老年人易发生睡眠障碍，需仔细观察和照顾

（1）老人的睡眠时间要充足。健康的老人每天需要有8～9小时的睡眠。

（2）及时发现老人睡眠障碍。睡眠障碍是老年人经常发生的健康问题，如失眠、早醒、入睡困难等。

（五）老年人感官系统的功能下降，需要特殊照顾

老年人的视力、听力减退，使老人与外界的沟通困难，长此以往对老人的身心健康造成不良影响。养老护理员要设法帮助老人弥补因视力、听力减退造成的困难。

（六）老年人安全保护

1.注意环境的安全设施

在布置老人室内及室外环境时，应注意老人的安全，如取暖、用电、沐浴、室内家具物品等，要从老人的需要考虑，以防不慎造成老人的损伤；养老护理员要强化安全意识，对自理困难的老人要避免其坠床，使用热水袋的老人要防止其

烫伤。

2.了解老人的心理状态

有的老人不服老或是怕麻烦别人，生活中的事情愿意自己动手去做，但又常不能控制自己的姿势，如自己上凳子、爬高取放物品而发生跌倒摔伤等意外。因此，养老护理员照顾老人时，应根据具体情况给予照顾。

3.做好老人活动的安全照顾

身体健康的老人经常在室内和户外活动，有益于老人的身心健康。要选择天气晴朗时外出活动，外出时间不要太长，每次30分钟到1小时，每日2次，以防老人疲劳。提醒老人外出时走路要慢，注意安全，并一直陪伴在身边，以防发生意外。

4.进食中预防误吸、误服

在进食、饮水中易发生呛咳、噎食或误食等情况的老人，养老护理员要特别注意：在老人进食、饮水中做好指导，进食应采取坐位或半坐位，对不能坐起的老人将上半身抬高30°～50°再进食，以防呛咳、误吸。

（七）要注意预防感染

老年人免疫功能下降易发生感染性疾病。老年人机体免疫功能下降，感染性疾病的发生率明显高于年轻人，尤其是呼吸系统与泌尿系统感染性疾病，因此，在对老人的照顾中要注意预防感染。

（1）注意老人的保暖。

（2）重视口腔及身体各部位的清洁卫生。

（3）经常对老人生活的环境进行清洁。

（4）注意饮食卫生，餐前、便后为老人洗手。

（5）指导老人不要随地吐痰、注意经常洗手等。

（6）能自理的老人要鼓励其锻炼身体，以增强抗病能力，预防疾病。

（7）养老护理员在照顾老人前后也要认真洗手。

（八）随时注意观察老人的身体状况

老年人机体反应能力下降，患病不易发现。由于机体反应低下，老年人患病后常没有典型的临床症状，使得老年人患病不易被及时发现，也容易被忽略或误诊，从而不能及时治疗，延误了病情。因此养老护理员应随时注意观察老人的身体状况，如发现异常表现，即使是最细微的表现，也要引起重视。

_____

_____

_____

_____

_____

_____

_____

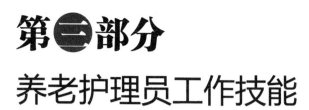

第三部分

养老护理员工作技能

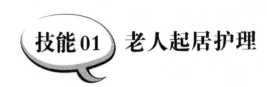

技能01 老人起居护理

学习目标：

1.了解各种形态条件下，老人的起居护理、照顾。

2.掌握老人生活起居的照料方法（见图3-1）。

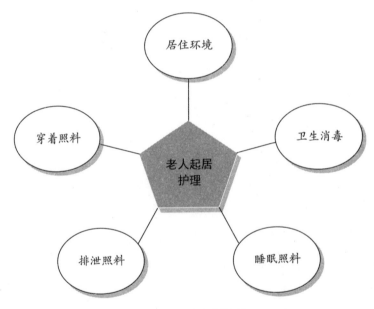

图3-1　老人起居护理

老人随着年龄增长，身体机能退化，行动减慢，疾病增多，对外界反应迟钝。不能自理的老人，从早到晚，一天24小时都需要他人照料。

一、居住环境

老人由于生理、心理功能退化，环境要求清洁、安静、舒适。温湿度、能源、空气、光线、色彩、绿植美化等都应该以使老年人感到舒适为宜。

（一）居室温度

在气流比较正常的情况下，夏季居室较理想的温度为25～28摄氏度，冬季为18～22摄氏度。老人居室的室温最好保持在20摄氏度左右。家中可备置温度计，可以及时了解室内温度的变化，便于采取相应的措施。

1.气温过高的处理

气温过高，会使老人心情烦躁，鼻黏膜干燥、结痂，老人身体虚弱，易出汗。因此，当气温过高时，可采用以下方法处理。

（1）采用开门窗通风的方法来调节室温。一般通风时间每次30分钟，一日数次。注意不要让风直吹老人，以免老人着凉生病。

（2）炎热的夏季可使用电风扇或空调，但使用时避免对流风直接吹向老人，以免着凉、感冒。开空调的房间，也不宜将室温降得过低，与室外的温度差不宜超过8摄氏度。如果室内过冷，室外过热，一冷一热，血管收缩或扩张变化过大，会使老人极不舒服，对一些危重、体质虚弱的老人还可能引发脑血管意外。

2.室温过低的处理

室温过低，老人容易着凉，一般可采用以下方法来处理。

（1）关闭门窗的方法来提高室温，但需定时开门窗通风换气。

（2）可在老人被褥内加用热水袋，注意勿烫伤老人。

（3）冬季也可用取暖器来提高室内温度，但要注意安全，防止触电、烫伤等。

 特别提示：▶▶▶

热水袋袋内水温一般在60～70摄氏度为宜，热水袋外应加布套，热水袋不能直接贴住老人身体。对昏迷、感知觉较差和高龄老人，热水袋的水温可降到50摄氏度左右，以防止烫伤。

（二）居室湿度

居室的湿度应保持相对恒定，湿度为50%～60%时，人体会感到很舒爽。

1.湿度过高的处理

湿度过高，达到80%以上时，空气潮湿，人体表面水分蒸发较慢，使人感到沉闷、难受。可以开窗通风，或用换气扇将室内潮湿空气排到室外，以降低湿度。

2.湿度过低的处理

湿度过低，低于30%时，空气干燥，人体表面水分蒸发加快，散发大量热量，导致呼吸道防御能力降低，使人口干舌燥、咽喉疼痛，感到干热、不适。可采取以下方法处理。

（1）在室内放置两盆清水，或用湿毛巾擦拭室内家具，用湿拖布擦拖地板等（注意防止老人滑倒）。

体质不同的老人对湿度的要求也不一样，例如患支气管炎的老人，湿度略高会感到较舒服。

（2）冬季室内用取暖器，空气会较干燥，人体因散热而加快了水分的蒸发，常常容易引起咽喉疼痛等现象，可在室内用加湿器来提高湿度。如果室内湿度过高，可以适当打开门窗，加快空气流通。室内的湿度要随时调节，以适应老人的身体需要。

（三）居室通风换气

空气中汇集了各种气味，所以，无论夏季或冬季，都要定时开门窗通风换气，可根据实际情况每日早、中、晚三次。

 特别提示：▶▶▶

注意通风时避免对流风直接吹向老人，特别是对有发热或因高热而做过退热处理的老人，要注意保暖，防止着凉。

（四）居室采光

居室房间光线的柔和、明亮程度，可直接影响到老人的健康。自然的阳光照射到老人身上，可使老人感到心情舒畅。阳光中的紫外线可以杀菌、消毒。人体皮肤中含有可以生成维生素D的物质，通过阳光紫外线照射，可以生成维生素D，促进钙的吸收，老人要多晒太阳。但如果光线太强，直接照射到老人的眼睛，会引起不适。窗帘、床单、床罩颜色太鲜艳，如大红、大绿、大紫等，会引起老人头晕目眩。所以，房间装饰的颜色要淡雅为宜，阳光、灯光等不可直接照射到老人眼睛。光线太强时，老人午睡时可以用窗帘遮挡一部分光线，电灯要用灯罩，房间阴暗时要人工调节光线，老人休息时尽量开小灯，这样不至于使老人产生眼睛疲劳、头痛，让老人在一个柔和、宁静的空间休息，也有利于进一步观察老人的情况并护理老人。

（五）空气

各种家具油漆、墙面油漆、胶合板材、化学清洁剂等材料会不同程度散发有害气体，老人家居环境应尽量少用或不用。

（六）色彩

色彩可以影响到老人的心情。可根据老人的心理状态选择相应的色彩。若老人情绪压抑、消沉和忧伤，可配暖色调，如偏红色、黄色或橙色；若情绪不稳定、烦躁和兴奋不安者，可配以冷色调，如偏蓝色、绿色或青色等。居室装饰色调应考虑采用与生活环境主色调相补的或成对比的色调。

二、卫生消毒

（一）清洁

用清水、肥皂水或洗涤剂洗去物品表面的污垢和微生物，目的是清除和减少微生物数量。

（二）消毒

指采用物理和化学方法将物品上的微生物（细菌、病毒）数量减少到不致病的程度。

（三）灭菌

指采用物理和化学方法彻底杀灭物品上的一切致病和非致病微生物、繁殖体和芽孢。

（四）餐具消毒

患传染病的老人用过的餐具应先煮沸30分钟后再洗涤，然后再消毒。消毒后的餐具应自然干燥，不宜用抹布揩擦。

耐热餐具消毒的方法有以下五种（见图3-2）。

煮沸法

餐具全部浸没于水中，煮沸15分钟。在沸水中加入2%碳酸氢钠少许，沸点可以达到105摄氏度，增强灭菌效果

蒸汽消毒

将洗净的餐具放入蒸汽柜或蒸汽箱中，温度升到100摄氏度时消毒10分钟左右

烤箱消毒

温度一般在120摄氏度左右，消毒15～20分钟

化学方法消毒

使用餐具消毒剂，绝不可使用非餐具消毒剂进行餐具消毒。使用时要严格按说明书选择规定的浓度，餐具全部浸没在消毒液中15分钟左右，浸泡后用流动的清水将餐具冲洗干净，去掉残留在餐具表面的消毒剂，去掉餐具上的异味。消毒液不可以长时间反复使用，要随时更换

洗碗机洗涤消毒

需有消毒功能的洗碗机，将餐具按要求放在洗涤架上，洗涤液、消毒液要临时配制，并要随时更换。洗涤、消毒完后，检查是否符合卫生要求，若没达到卫生要求，要重新洗涤、消毒

图3-2　耐热餐具消毒方法

（五）衣物、被褥消毒

1.阳光暴晒

阳光中的紫外线有杀菌、消毒的作用。

（1）衣物、被褥要勤洗勤换，保持清洁干燥。在阳光下暴晒以每次6小时为宜。

（2）不宜洗涤的如被褥、枕芯等，可在阳光下暴晒6小时。

（3）早上起床后，摊开被褥，晾10分钟左右再折叠、整理，给被子通风换气，散去被褥里的一些气味，不要马上罩床罩和叠被子。

2.煮沸消毒

耐高温的面料，还可以煮沸消毒。不宜煮沸的可用衣物消毒液配制成规定浓度浸泡30分钟后再洗涤。

（六）卫生洁具消毒

卫生洁具使用一段时间后易沉积污垢，散发异味。通常情况下用洁厕液、洁

厕粉清洗，去异味。

消化道传染病人使用卫生洁具后，排泄物500克加1片0.5克的含氯石灰（漂白粉）搅拌后加盖静置1小时，再用水冲去。

三、老人睡眠照料

（一）老年人的睡眠要求

保证充足的睡眠时间和良好的睡眠质量，才能消除疲劳，增强机体抵抗力，预防疾病、延年益寿。健康老人每天需要8～9小时睡眠，老人睡眠一般安排在中午和晚上，夜间应不少于7小时，午休30～60分钟。

（二）影响老人睡眠的因素

（1）大脑老化：老人生理功能退化，大脑分泌睡眠物质减少。

（2）下肢痉挛和小腿不适：老人常有小腿肌肉周期性收缩，严重者一夜十几次，严重影响老人睡眠，多发于高龄老人。

（3）皮肤瘙痒：皮肤干燥引起的。

（4）尿频。

（5）疾病：随着生理功能退化，老人易患各种慢性病，如高血压、冠心病、糖尿病等。

（6）运动和活动：不运动、不活动或过度劳累都会影响睡眠。

（7）心理因素：如紧张、焦虑、兴奋、激动、抑郁、精神刺激等。

（8）环境因素：温度、湿度、噪声、光线、卧具。

（9）生活习惯改变：换地方、睡前看电视、饥饿、饱胀、喝浓茶或咖啡。

（三）睡眠障碍的表现

（1）入睡困难：上床30～60分钟以上不能入睡，想睡却很清醒，持续多日。

（2）睡眠中断：一夜醒几次，睡眠很浅。

（3）多梦。

（4）早醒：天没亮就醒，比平时早醒2小时或更多。

（5）彻夜不眠：躺在床上，即使眼闭着，但意识清醒。

（6）时差节律性睡眠障碍。

（四）睡眠照料

1.睡前准备

（1）通风——睡前30分钟到1小时开门窗通风换气。

（2）铺床——按铺床法铺好被子、拍松枕头、调好枕头高度。

（3）室温——按需关闭门窗，使室温适宜、湿度适宜。

（4）洗漱——做好老人睡前个人卫生。

（5）调节光线——拉窗帘，关照明灯，营造舒适、安静、光线柔和的睡眠环境。

2.老人卧床后安全检查

（1）检查房门至洗手间、床边，以及洗手间内的通道是否畅通平整。

（2）检查厕所浴室的防滑垫和扶手、洗手间内坐便器旁的扶手是否牢固、紧急呼叫按钮和排风装置正常与否。

（3）检查床旁呼叫器是否接通，老人是否随手可拿。

（4）检查患病或危重老人室内原备的急救物品是否齐全。

3.夜间巡视、观察

护理员关门、开门、室内走路、挪动东西等，声响应轻，减少干扰。观察老人入睡时间、是否易醒、是否早醒、夜间醒几次等。还要定时帮助瘫痪、危重等生活不便的老人翻身。

4.了解老人平日睡眠习惯

建立良好的生活习惯，午休不可太长，晚饭不可过饱，适量活动，按时上床。

5.促进老人身体舒适，诱导睡眠

刷牙、洗脸、热水泡脚，排空大小便，整理床铺（枕头高低、床铺软硬、热水袋使用）。

6.采取正确的睡眠姿势

右侧卧位，有腰部疼痛或关节痛的老人，要确保身体在充分放松和舒适的情况下入睡。

 特别提示：▶▶▶

必要时须对老人进行按摩、对症解除不适、心理护理、遵医嘱服药。

四、老人排泄照料

（一）大便护理

正常老人一般每天排便一次，个别的老人每天2～3次或每2～3天一次，性状正常，成形，每次排便量为150～200克。老人随着年龄的增长，机体生理功能逐渐退化，身体虚弱，行动不便，甚至患有不同程度的慢性疾病，自己往往不能独立完成大小便。老人的心理功能也在退化。有的老人为了减少给别人和自己带来麻烦就少吃少喝，造成身体营养不良。看护人员首先要安慰老人，解除老人的顾虑，要帮助老人养成定时排便的习惯。

1.协助老人大小便

能够下地行走的老人或手术2～3天的老人，要尽量鼓励老人下床，尽量自己大小便，看护人员在老人身旁协助。长期卧床不活动，老人容易便秘，甚至尿潴留。

2.便秘的护理

引起老人便秘的原因有很多，护理人员要注意以下几点。

（1）指导老人适当多吃新鲜蔬菜和水果，多吃粗粮、粗细搭配，增加膳食纤维摄入量，如芹菜等粗纤维丰富的新鲜菜。西瓜、香蕉、梨子、草莓、猕猴桃等水果都是膳食纤维的良好来源。平时适当多吃润肠通便的食物，如酸奶、蜂蜜、核桃仁、银耳、百合等。

（2）鼓励老人多活动，选择适合老年人的运动，如散步、打太极拳、做操、慢跑等，保持心态平和，心情舒畅。

（3）鼓励老人多饮水，老人细胞内水分比青年期减少10%左右，常呈缺水状态。早上起床时喝一杯温开水，稀释血液，滋润肠胃。

（4）排便时不要久蹲用力。

（5）必要时遵医嘱使用开塞露或使用泻剂，但不能依赖泻药，泻药使食物很快通过肠道，肠道不能很好地消化吸收食物中的营养，常用泻药，还会造成肠肌松弛变形，肠道菌群失调，加重便秘。严重需灌肠者需谨遵医嘱。

3.腹泻

（1）饮食护理。老人腹泻，应注意休息，腹泻期最好吃一些营养丰富、易消化的食物，比如藕粉、鸡蛋面糊、细面条、大米莲子粥等。

鼓励饮水，如淡盐水、米汤、蔬菜汤、白开水等。

腹泻的时候，有些食物最好别吃。比如各种粗粮、老玉米、坚果或生的蔬菜水果。有人认为，越是拉肚子越要吃一些容易消化的蔬菜，这种想法是错误的，一些多纤维的蔬菜，如芹菜、韭菜、豆芽、笋类等，吃了反而会加重病情。葱头、生萝卜等容易胀气，也要少吃。水果中则不要吃菠萝、草莓。此外，拉肚子时最好别吃油炸食品，在烹调上，应多采用蒸、煮、焖等方法。

（2）排便后的处理。老人排便后使用软纸揩拭，并将肛门周围用温水洗净并擦干，若肛周皮肤因大便刺激发红，可涂擦油性润肤露、凡士林等，油剂可以隔水，以保护肛周皮肤。

（3）排便过频或失水过多者，可遵医嘱选用止泻药。

（4）注意饮食的卫生。

（5）不乱用泻剂，解除心理情绪负担。多数成人的腹泻在泻净胃肠道内容物后逐渐可以自愈。

（6）严重感染性腹泻，特别是老年病人则必须及时留取粪便样本，送医院检查。

4.大便失禁

由于肛门或神经损伤，导致不能控制粪便和气体排出的现象称排便失禁或肛门失禁。对于这样的老年人，护理员应注意以下几点。

（1）通过充分认识大便失禁的有关问题，帮助这些老人，为他们提供优质服务，给予他们精神上的理解，同时及时处置肛门失禁的困窘，鼓励他们回到社会，可穿专业收腹裤，以增加肛门的节制能力，从而增加老人的生活信心，帮他们渡过难关。

（2）饮食护理：改善饮食结构，老人就医出院后宜进高蛋白、高热量、易消化、含纤维素多的食物，以利于排便通畅。增加膳食中食物纤维的含量，食物纤维不会被机体吸收，但可增加粪便的体积，刺激肠蠕动，有助于恢复肠道功能，加强排便的规律性，有效改善肛门失禁状况。

（3）观察掌握老人的排便规律，适时给用便盆。病人卧位使用的便盆最好买医用便盆，使用前将便盆冲洗消毒并擦干净，冬天天冷，可用开水烫一烫再用。

（4）协助病人脱裤过膝盖，屈膝，护理员一手托起病人的腰及骶尾部，另一手将便盆放于病人臀下，不要硬拉、硬拽，防止擦伤病人皮肤。便后用温水冲洗会阴及肛门并擦干。

（5）做好皮肤护理，发现臀部有发红现象时，可涂油剂如凡士林等保护皮肤。

（二）小便护理

正常老人24小时排出尿量约1000～2000毫升，白天3～5次，夜间0～1次，每次约200～400毫升。24小时尿量超过2500毫升（糖尿病、膀胱炎、尿崩症）为多尿；24小时尿量少于400毫升（心脏病、肾脏病，尿潴留形成水肿）为少尿；24小时尿量少于50～100毫升或12小时内完全无尿（休克、大出血、身体严重衰竭）为无尿（尿闭）。

尿量多少与饮水、饮食、气温、运动、精神因素有关。

患有膀胱炎的老人每次尿量少，伴尿频、尿急、尿痛。老人生理功能下降，还会出现下列异常情况。

1.尿潴留

由于某些疾病导致尿液潴留在膀胱内，不能自行排出称为尿潴留。一旦发生尿潴留，应采取相应措施帮助老人排出尿液，以防止膀胱破裂，减轻老人痛苦。护理要点如下。

（1）让老人精神放松，观察老人下腹膀胱区膨胀情况，鼓励老人下床小便。

（2）老人有尿意解不出时，护理员用热毛巾热敷老人下腹部和会阴部，刺激老人排尿，注意水温，防止烫伤。还可以制造流水声或用温水冲洗会阴部作暗示，诱导老人排尿。

（3）注意协助老人取舒适的体位。

（4）还可适当采用按摩法，对体弱和高血压患者禁用按摩法。

（5）经上述办法无效时，应及时到医院详细检查病因，遵医嘱，导尿，治疗。

2.尿失禁

由于某种原因使膀胱不能保持正常的约束功能，尿液不由自主地流出，叫做尿失禁。

尿失禁给老人带来很大的痛苦和不便，严重影响了老人的生活质量。老年人如果出现尿失禁，应尽快到医院就诊，查明病因，对症治疗。护理要点如下。

（1）护理人员要耐心、和蔼、细心、不厌其烦，对老人说话要语气柔和，动作轻柔，把老人当作自己的亲人，设法解除老人的自卑心理，缓解老人的精神紧张，消除老人思想上的不安和恐惧，增强老人对康复的信心。

（2）要教导老人使用便器的方法，调整便于老人活动的环境，如便器应放在老人容易取用的地方。

（3）帮助穿脱衣裤困难的老人，尽量穿简单易脱的衣裤。

（4）每当老人有小小进步时，应给予老人适当的鼓励。

（5）要选择合适的尿布垫，勤换尿布。

（6）便后及时清洗，保持老人会阴部清洁、干燥，防止感染。

（7）叮嘱老人晚间少饮汤水和稀饭，以免增加尿量。

（8）有的老人使用接尿器后阴部皮肤过敏发红，一旦遇到这种情况，要停止使用，并注意保护阴部皮肤。

（9）平时可以训练老人的排尿功能，即在每次排尿过程中，嘱老人先喝水，憋尿3～5秒钟后再继续将尿液排出。

（10）指导老人做提肛训练，让老人休息时取立、坐或侧卧位，深吸气时，慢慢收缩尿道口和肛门，此时老人感到尿道口和肛门紧闭，肛门有向上提的感觉，接着屏气5秒钟，然后呼气时慢慢放松尿道口和肛门，恢复到原来的松弛状态，这样有节律地重复收缩和舒张，每次3～5分钟，每日至少三次。排尿训练和提肛训练都可以增强膀胱和尿道括约肌的收缩力，要持之以恒，一般要训练3～6个月才能见效。对于卧床、昏迷等老人，遵医嘱必要时留置导尿管。

3.留置导尿管

（1）护理员要及时倾倒集尿袋中的尿液，并记录尿量，倒尿时，不可将橡胶引流管末端提高，以防尿液逆流。

（2）定期清洁、消毒尿道口附近导尿管，不要用力往外拖拽，经常清洁外阴部，以保持尿道口清洁，防止感染。

（3）建立排尿反射，就是把管子上开关闭上，过3～4小时再打开，放完尿后再闭上（这样可以锻炼膀胱逼尿肌，为以后拔尿管做准备）。

（4）导尿管长期留置者，每日用消毒溶液消毒尿道口，并用密闭式冲洗法冲洗膀胱1～2次，冲洗液吊瓶每日更换1次。

（5）一次性尿袋或玻璃接管、橡胶管、储尿瓶遵医嘱一般每3天更换1次，导尿管每周更换1次。

（6）男性老人如尿道口有脓性分泌物者，应及时就医。

（7）叮嘱老人多饮水。

（8）替老人翻身时，要注意避免导尿管脱落。

（三）呕吐

呕吐是胃内容物不由自主经口喷涌而出的现象。

1.呕吐原因

老人引起呕吐的原因一般有以下几种。

（1）饮食不当，如暴饮暴食、饮酒、过量食用辛辣、刺激性的食物等，加重胃肠负担，使胃内容物呕吐出体外。

（2）老年人生理、心理功能退化，容易受外界因素的影响，出现精神紧张、焦虑、多疑、失眠等，均可引起大脑皮层的功能失调，出现恶心、呕吐。

（3）有些老年人的呕吐是由心理因素造成的，表现为进餐时或餐后不久即发生呕吐，医学上称为神经性呕吐。

（4）老人若患有胃肠道疾病可引起呕吐。患溃疡病、胃炎的老人呕吐后症状可减轻，而胰腺炎、胆道疾病发生反复呕吐后腹痛常不能缓解；有些非胃肠疾病常伴有恶心、呕吐，如肾脏疾病导致肾功能不全、尿毒症，常在早晨起床后、进餐前发生呕吐；急性心肌梗死发作时，除胸痛、胸闷、出汗外，常伴有恶心、呕吐；脑血管意外、高血压急症、糖尿病酮症酸中毒等均可引起呕吐。

老年人如果患有某种疾病，需要服用某些药物，有些药物可引起胃肠反应发生呕吐。

2.老人发生呕吐时的护理

（1）老人发生呕吐时，护理员要耐心，态度亲切。

（2）老人站立呕吐时，护理员要在老人身旁扶持，还要帮老人擦净面部。

（3）卧位呕吐时，将老人的头偏向一侧，保持呼吸道通畅，要及时清理呕吐物，保持老人面部、衣服和床铺清洁。

（4）要注意观察老人呕吐物的颜色、性状、气味、量和次数等，做好口腔清洁，及时给老人补充水分。发现异常须及时就医。

（四）其他

老人生病住院时，护理员要协助医护人员观察输液反应，液体是否通畅，手术后各引流管是否通畅，伤口是否有渗血等异常情况。发现问题及时报告医护人员，还要做好病人大便、小便、痰液等的样本收集。

五、老人穿着照料

（一）老人穿着照料的基本要求

养老护理员照料老人穿着时要做到以下要求。

（1）尽量让老人自己穿、脱衣服，当老人实在不能自己穿、脱时再予以帮助。

（2）认真观察老人穿、脱衣服的动作，以便很好地掌握老人的动作特点，给予相应的帮助。

（3）老人内衣和睡衣要勤换，夏天一般每天更换，冬天则2～3天更换一次。

（4）换衣时要调好室内温度。冬季给老人更换衣服时，不仅要保证适度的室内温度，并且要求护理员先把自己的手暖好，尽量不要用冰冷的手触摸老人的身体。

（5）为防止褥疮，给老人穿好衣服后，还要帮他们整理好腰部和背部的衣服皱褶。

（6）尽量减少老人身体的裸露部位和时间，不要让老人感到难为情。

（二）为老人更换上衣

1.对襟上衣的更换法

脱衣、穿衣的操作步骤如表3-1所示。注意：先向老人说明，征得老人的同意。

表3-1　对襟上衣脱、穿操作步骤

项目	操作步骤
脱衣	（1）如果是偏瘫的老人，护理员站在老人的健侧，先帮老人脱健侧的衣袖，患侧的衣袖尽量让老人自己脱，护理员在旁给予协助
	（2）如果是卧床的老人，先帮老人脱健侧的衣袖，然后协助老人往患侧躺下，再把需更换的衣服和袖子卷起后压在老人的身下，最后把老人恢复到仰卧位，并尽量让老人自己用健侧的手把需更换的衣服脱下来
穿衣	（1）如果是偏瘫的老人，护理员站在老人的患侧，先帮老人穿患侧的衣袖，健侧的衣袖让老人自己穿，护理员在旁给予协助
	（2）如果是卧床的老人，护理员先帮老人穿患侧的衣袖，然后协助老人向健侧躺下，把衣服和袖子卷起后压在老人的身下，再把老人恢复到仰卧位，并帮老人拽出健侧的衣袖，最后协助老人穿健侧的衣袖
	（3）当老人穿好衣服后，尽量让老人用健侧的手自己系扣，护理员帮老人平整衣服

2.套头上衣的更换

按表3-2所示的脱衣、穿衣操作步骤。

表3-2　套头上衣脱、穿操作步骤

项目	老人状况	操作步骤
脱衣	偏瘫	（1）护理员站在老人的健侧，先帮老人脱健侧的衣袖，患侧的衣袖让老人自己脱 （2）指导老人用健侧的手将衣服向上拉至胸部 （3）最后脱掉上衣，护理员在旁给予协助
	卧床	用上述的方法先帮老人脱衣袖，然后用一只手抬起老人的头部，另一只手协助老人脱掉衣服
穿衣	偏瘫	方法1：护理员先把老人健侧的袖子卷起来，从袖口处伸进一只手将袖子套在自己的手上，用一只手握住老人患侧的手，另一只手将袖子套在老人患侧的手臂上，再套头，然后用前面介绍的方法套健侧的手臂 方法2：先分别将两袖穿好，再将衣服向上拉，将圆领套于老人的头上，帮老人平整衣服
	卧床	护理员用上述的方法先帮老人穿衣袖，然后用一只手抬起老人的头部，另一只手协助老人将衣服套在老人的脖子上，再协助老人平整衣服，检查背部衣服是否有皱褶

3.和式睡衣的更换

准备一套干净的睡衣。操作步骤如下。

（1）向老人说明，征得老人的同意。

（2）护理员站在老人的健侧，先帮老人解开睡衣带，先脱健侧的衣袖，脱袖子的时候，一只手从老人的肩部伸进去，抽出老人的手臂，同时另一只手抓住袖口往下搂。

（3）协助老人侧身躺下，把需更换的睡衣卷起后压在老人的身下。

（4）把老人健侧的袖子卷起来，从袖口处伸进一只手将袖子套在自己的手上，用该手握住老人患侧的手，另一只手将袖子套在老人患侧的手臂上，把干净的睡衣平整后也压在老人的身下。

（5）协助老人翻身仰卧，先把需更换的睡衣抽出来，脱下另一只衣袖，再把干净的睡衣一头抽出来，然后用前面介绍的方法套另一只手臂。

（6）把睡衣的前襟对好，系上带子，检查背后的衣服有无皱褶。

（三）为老人更换裤子

1.坐在椅子上更换

对于偏瘫老人，首先要将一条干净的裤子准备好，然后按表3-3步骤来更换。

表3-3　坐在椅子上更换裤子的操作步骤

项目	操作步骤
脱裤子	（1）先向老人说明，征得老人的同意 （2）护理员站到老人的对面，叮嘱老人把健康的腿稍微向外移动，用健康的手臂抱住护理员的脖子，护理员把一条腿插进老人的两腿之间，双腿前后分开，稍微下蹲，双手抱住老人的腰部（若老人体重较重，可用双手拉住老人的腰带），向上用力协助老人站起来 （3）先帮老人解腰带和打开拉链，双手把住老人裤腰的两侧，迅速把裤子脱至大腿部 （4）扶老人坐回椅子上，帮老人脱去健侧的裤腿，再脱去患侧的裤腿
穿裤子	穿裤子的程序与脱裤子相反，先穿两个裤腿，然后扶老人站起来，提上裤子，拉上拉链，系好腰带，再扶老人坐回椅子上

2.躺在床上更换

对于卧床老人，操作步骤如表3-4所示。

表3-4　躺在床上更换裤子的操作步骤

项目	操作步骤
脱裤子	（1）先向老人说明，以征得老人的同意 （2）协助老人仰卧，解开腰带 （3）叮嘱老人屈膝，双脚蹬床，护理员在老人的配合下，用一只手托起老人的腰部，另一只手抓住老人的裤腰部，迅速将裤子脱至大腿部 （4）再为老人脱去两条裤腿
穿裤子	穿裤时，操作步骤与上面步骤相反 （1）先把一条裤腿卷起来，从裤脚处伸进一只手，把裤腿套在护理员的手臂上，用另一只手抓住老人的脚，用另一只手将裤腿套到老人的腿上，同样的方法再套另一条裤腿 （2）叮嘱老人屈膝，双脚蹬床，护理员在老人的配合下，用一只手托起老人的腰部，另一只手抓住老人的裤腰部，迅速将裤子穿提上去（两人操作时，一人帮老人抬起腰部，另一人提上裤子），系好腰带

技能02 老人清洁卫生

学习目标：

1.了解老人清洁卫生的内容、部位。

2.掌握老人生活卫生的各种操作方法，如老人洗澡护理等（见图3-3）。

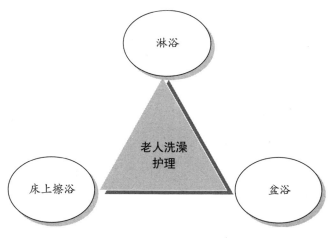

图3-3　老人洗澡护理

有些老人的身体机能退化，行动减慢，疾病增多，对外界反应迟缓，从早到晚，一天24小时都需要照料，尤其是清洁卫生方面。

一、为老人洗澡护理

除经常让老人更换内衣裤外，还要定期沐浴。根据老人的情况可淋浴、盆浴或床上擦浴。

（一）淋浴、盆浴

1.准备工作

（1）检查老人有无异常，如有以下情况，必须避免洗澡。

① 身体非常虚弱、心跳加速、呼吸困难、发烧等。

② 严重的贫血、出血性疾病及感染性疾病。

③ 跌打创伤（包括褥疮）。

④ 收缩期高血压在200毫米汞柱以上。

⑤ 空腹及饱餐后。

（2）调好浴室、更衣室的温度，即使是冬天也要保持在22～24摄氏度，尽量缩小两室的温差。

（3）要采取安全措施。地面要保持清洁、干爽，如地面湿滑，容易发生跌倒、摔伤。地面和浴盆里要铺上防滑垫。另外，在浴盆周围和洗浴室、更衣室的墙上要安装扶手。

（4）准备物品：一套干净的衣服、浴巾或浴袍、毛巾2条、浴室用防滑椅子（最好高度与浴盆保持一致，以便进出浴盆方便）、洗脸盆、搓脚石、香皂、沐浴液、洗发水、防滑垫、宽的布腰带等。

2.淋浴、盆浴的护理步骤

（1）浴盆内装上水，将水温调至40～45摄氏度。

（2）询问老人是否需要排泄，若需要，协助老人先排泄。

（3）帮助老人脱衣，然后带其进入浴室。

（4）边调水温，边用热水冲洗椅子，让老人坐在椅子上，从脚部起往身上淋水，洗完下身后进浴盆浸泡。

（5）老人进浴盆。如果有偏瘫症状老人自己能进浴盆就让他自己进浴盆，养老护理员在旁保护。但要告知其正确的方法：老人要坐在浴盆外面的洗浴台上，用健侧的手抓住浴盆周围的扶手，先把健侧的腿放进浴盆里，然后用健侧的手抬起患侧的腿放进浴盆里。

如果老人自己进浴盆不方便，护理员就要协助老人进浴盆。具体操作方法如下。

① 护理员要站在老人的身后，用双手抱住老人的腰部或抓住缠在老人腰部上的宽腰带把老人慢慢扶起后，让老人坐在浴盆边缘的台上。

② 让老人用健侧的手抓住扶手，护理员用一只手抓住缠在老人腰部的腰带，扶助老人的身体，另一只手抬起老人患侧的腿慢慢地放进浴盆里。

③ 护理员要站在老人的身后，用双手抱住老人的腰部或抓住绑在腰部上的宽腰带，慢慢地把老人放进浴盆里。

（6）洗澡。用香皂或沐浴液擦洗身体后，要用温水反复冲洗身体，再次浸泡在浴盆里暖和身体。

在洗浴的时候，如果发生头晕、恶心、呼吸困难等症状，须立即结束洗浴，但不要让老人的身体骤然受冷，先用浴巾裹住身体，休息一会儿，等平静下来后，把老人送回房间，测量一下脉搏、体温、血压等。如果老人晕倒在浴盆里，不要慌张，也不要随意搬动，先拔掉排水栓将浴盆里的水排出，同时立即向医护人员或家庭成员求助。

（7）出浴盆。泡浴盆的时间掌握在10分钟左右，如果浸泡过久，容易导致老人疲倦。如果老人自己不能从浴盆里出来，护理员要给予协助，具体操作方法如下。

① 让老人用健侧的手抓住扶手，用健侧的腿支撑着身体。

② 护理员要站在老人的身后用双手抱住老人的腰部或抓住腰带，与老人同时用力，把老人慢慢从浴盆里扶起来，使其坐在浴盆边缘的台上。

③ 护理员一只手抓住缠在老人腰部上的腰带，扶助老人的身体，另一只手抬起老人患侧的腿慢慢地从浴盆里抬出来。

④ 护理员要站在老人的对面，把老人的双腿微分开，把自己的一条腿插进老人的双腿之间，用双手抱住老人的腰部或抓住缠在老人腰部上的宽腰带把老人慢慢扶起后，让老人坐在椅子上。

（8）老人从浴盆里出来后，护理员迅速将其身体擦干，穿上干净的衣服。

（9）穿衣后，让老人回到房间稍作休息。

（10）洗浴之后要及时为老人补充水分，并再次进行脉搏、体温、血压等的测量，观察有无异常症状。

（二）床上擦浴

有皮肤病、褥疮及身体很虚弱而无法进行淋浴、盆浴的老人应采用床上擦浴的清洁方法。

1.进行擦浴时的注意事项

（1）尽量让老人保持舒适的体位。

（2）注意保护好个人隐私，要关好门窗并拉好窗帘。如果在养老院或医院多人同住的情况下可以用布帘或屏风挡住别人的视线。

（3）动作要迅速，尽量缩短老人身体的裸露时间。

（4）力量要均匀，从末梢往中枢方向擦。

（5）要注意擦拭身体的凹凸部位和皮肤皱褶的部位。

 特别提示：▶▶▶

要把老人身体全部擦拭一遍很费时间，也很辛苦。因此，可以分几次完成。另外，在发烧、脉搏过快、血压高时不要进行擦浴。要根据老人的身体情况调整擦浴时间、部位和次数。

2.床上擦浴的准备

（1）擦浴前向老人解释，征得老人的同意。

（2）关好门窗，调节好室内温度。

（3）擦浴前应准备好以下用品：洗脸盆2个，水桶2个（分别装干净水和污水），大浴巾2条（床上铺一条，身上盖一条），香皂或沐浴液，指甲刀，梳子，50%乙醇，护肤用品（爽身粉、润肤剂），一套干净的衣裤和被褥。

（4）先进行脉搏、体温、血压等的测量，确认老人身体有无异常。

（5）询问老人要不要排泄。

（6）把老人移到床的一边。

（7）分别在两个洗脸盆里装热水，水温要在50摄氏度左右。

3.擦浴护理步骤

按脸→耳→颈→胸→腹→臂→背→腰→臀→腿→脚→阴部的顺序擦。

（1）先擦洗脸及颈部，擦眼部时，由内侧眼角向外侧眼角轻轻擦拭，并注意耳后及颈部皮肤皱褶处的清洁。

（2）协助老人脱下上衣，先脱近侧，后脱远侧，如老人肢体有疼痛或外伤，应先脱健侧，后脱患侧。在擦洗部位下垫上大毛巾，依次擦洗两上肢和胸腹部，继而协助老人侧卧以擦洗后颈、后背和臀部。擦洗时先用涂有浴皂的湿毛巾擦洗，后用湿毛巾擦去皂液，再用清洗后的毛巾擦一遍，最后用干浴巾边按摩边擦干。

（3）上身擦洗完毕后换上清洁衣服，先穿远侧，后穿近侧。如老人肢体有疼痛或外伤，先穿患肢，后穿健肢。

（4）再协助脱裤，擦洗下肢、双足，擦完后换上清洁裤子最后换水，用专用的盆和毛巾擦洗会阴。

（5）帮老人穿衣、梳头、必要时剪指甲及更换床单，清理用物，放回原处。

（6）为老人补充水分，确认其有无异常症状。

4.注意事项

在擦洗过程中，应注意以下几点

（1）每擦洗一处，均应在其下面铺上浴巾，以免将床单弄湿。

（2）及时更换或添加热水，保持水温，避免着凉。

（3）注意观察皮肤有无异常，擦洗毕，可在骨突处用50%乙醇做按摩，防止出现压疮。

（4）注意观察老人情况，若出现面色苍白、发冷等表现应立即停止擦洗，给老人喝热的饮料，给予保暖措施。

（5）擦洗，动作要敏捷，用力适当，并注意避免不必要的暴露，防止受凉。

二、脸部的清洁与护理

不管是健康的，还是卧床的老人，每天都要洗脸、护脸。脸部的清洁与护理是日常生活的必要环节。但是老人一旦遇到身体障碍，生活不能自理时，脸部的清洁与护理须在护理员的帮助下进行。

（一）准备用品

洗脸盆、毛巾2～3条（老人专用）、洗面奶或香皂、护肤品。

（二）脸部的清洁顺序

脸部的清洁顺序如图3-4所示。

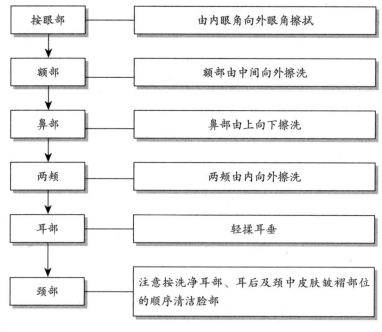

图 3-4 脸部的清洁顺序

（三）操作步骤

（1）向老人解释并征得老人的同意后，将毛巾铺在枕头上和老人胸前。

（2）把折好的小毛巾放进装有水的脸盆里（水温不宜太高，40～45摄氏度为宜），拿出来后拧水（不要拧太干），按上述顺序擦洗脸部，再用洗面奶或香皂擦洗脸部（要根据老人的习惯和皮肤状况选择洗面奶或香皂等清洁用品），用清水反复清洗毛巾后擦净面部。

（3）清洁面部后，要擦乳液等护肤品，进行皮肤护理。

三、老人口腔清洁护理

口腔内有种类繁多的细菌，口腔的温度、湿度和食物的残渣最适合病菌的生长和繁殖。一旦老人全身抵抗力下降，进食少、饮水少，病菌大量生长繁殖，不但可能引起口臭、口腔炎及消化功能降低，还可能引起许多并发症，如腮腺炎、中耳炎、口腔炎、肺炎等。因此，应重视老人口腔卫生。一些患病老人由于生活自理能力差，需人督促，不知要刷牙或不会刷牙，或因瘫痪、长期卧床而不方便刷牙等，均需人照料，给予其口腔护理。

（一）口腔护理的基本要求

（1）保持口腔的清洁、湿润，使病人舒适，预防口腔感染等并发症。

（2）防止口臭、口垢，促进食欲，保持口腔正常功能。

（3）观察口腔黏膜和舌苔的变化，特殊的口腔气味能提示老人的身体状况。例如糖尿病人如口腔出现烂苹果味，即提示有酮症酸中毒的可能。

（二）口腔护理方法

1.对能坐起来的老人

可将毛巾围在老人的颈部，垂于胸前，将脸盆放在老人面前，由老人自己刷牙漱口。如果老人有困难就要帮助他刷牙。

2.对瘫痪、卧床不起但意识清醒的老人

口腔护理的方法如下。

（1）协助老人侧卧，头侧向护理者一侧。

（2）将干毛巾围在老人颌下，以防弄湿被褥；将盆或碗置于病人口角处，以便病人吐口水、漱口水。

（3）用湿棉球湿润口唇、口角，观察口腔黏膜有无出血、溃疡等现象。有戴假牙的应取下假牙，用假牙清洁片清洗或用冷开水冲洗、刷净，待老人洗漱后戴上。

（4）可让其用吸管吸入漱口水，再将漱口水吐入口角边的盆内。

（5）用温开水或0.9%食盐水棉球或盐水纱布，裹食指擦洗病人口腔黏膜及牙的3个面（外侧面、内侧面、咬合面），其手法是顺齿缝由齿根擦向齿面，再擦上腭、舌面、舌下。也可用消毒棉签蘸0.9%的生理盐水擦洗口腔，须注意防止老人咬伤护理员手指。注意舌面擦洗前1/2～2/3，不要擦洗太深，防止伤及咽喉，引起恶心、呕吐。切不能将棉球遗留在口腔内，防止老人误吸入气管，引起窒息。

（6）为老人擦净面部。

（7）洗完后用手电筒检查口腔内部是否已清洗干净。若嘴唇干裂，在其唇部涂润唇膏。

（8）将老人放回舒适体位，为老人整理好衣被。

3.对昏迷或严重疾病不会刷牙老人

对这一类老人，在帮助老人清洗口腔时，严禁漱口，棉球湿度适宜，防止液体被误吸入气管，造成窒息。口腔擦洗完毕，一定要清点棉球数量，检查是否有

棉球遗留在口腔内。

　　注意：操作前后，护理员要认真洗手，做好自己的清洁卫生。

　　4.假牙的清洁、养护

　　为了保持老人口腔清洁，预防并发症，延长假牙的使用寿命，要经常对假牙进行清洁、养护。方法如下。

　　（1）取假牙时，用消毒纱布包住假牙面，先取上面，后取下面。一般在晚饭后或睡觉前取下。

　　（2）取下假牙后，用假牙清洁片泡腾清洗或用牙刷蘸洗牙液刷洗，或直接在流动的清水下刷洗干净，然后浸泡于清洁的冷开水中。不能浸泡在热水或酒精中，以免假牙变色、变形、老化。

　　（4）每半年或一年去口腔医院复查一次，若发现假牙有问题，及时更换。

　　（5）假牙放入老人口腔前，应先湿润，以利于在装戴的过程中减少假牙和牙龈的摩擦。

🗨 四、为老人剃胡须

　　许多男性老人需要每天剃胡须，应尽量使用电动剃须刀，因为它比手动剃须刀更安全，也容易掌握。

（一）剃胡须护理的基本要求

　　（1）如老人能自己剃胡须，应为他们准备好物品，拿来镜子，并使室内有充足的光线。

　　（2）对不能自理的老人，护理员应帮他剃胡须，但事先要仔细阅读电动剃须刀的说明书，按要求操作。

　　（3）使用剃须刀一定要小心，避免损伤老人皮肤。

　　（4）手颤、视力不好、精神紧张不安或情绪低落的老人，不允许他们自己使用剃须刀，护理员应帮他们剃须。

（二）使用剃须刀剃须操作程序与方法

　　1.清洁皮肤

　　剃须前首先要清洁皮肤，应先洗净脸部。如脸上、胡须上留有污物及灰尘，在剃须时，因剃刀对皮肤会产生刺激或轻微地碰伤皮肤，污物可能引发皮肤感染。

2.软化胡须

洗净脸后，再用热毛巾捂胡须，或将软化胡须膏涂于胡须上，使胡须软化。过一会儿再涂上剃须膏或皂液，以利于刀锋对胡须的切割并可减轻对皮肤的刺激。

剃须膏是男子剃须的专用品，有泡沫型和非泡沫型两种，有的还可自动发热。剃须膏使用方法比较简单，先用温水将胡须部位拍湿后，再挤少量剃须膏均匀地涂抹在胡须上，待泡沫出现或稍等片刻后，即可开始剃须。

3.剃须

剃须时需提醒老人绷紧皮肤，以减少剃刀在皮肤上运行时的阻力，并可防止碰破皮肤。

剃须的顺序是：从左至右，从上至下，先顺毛孔剃刮，后逆毛孔剃刮，再又顺刮一次就可基本剃净。注意不要东刮一下，西刮一下，毫无章法地乱剃。剃刮完毕，用热毛巾把泡沫擦净或用温水洗净后，检查一下还有没有胡茬。

4.剃须后应注意皮肤保养

胡须的保养首先要清洁，每天应认真地清洗胡须，剃须后用热毛巾再敷上几分钟，然后可选用诸如须后膏、须后水或润肤霜之类外搽。这样可形成保护膜，减少皮肤受外界刺激。

对于蓄须的老人，修剪胡须时可用一把细齿小木梳和一把弯头小剪，先将胡须梳顺，然后再剪掉翘起的胡子和长于胡形的胡子，使修剪后的胡须保持整齐挺括的外形。上唇胡须的下缘要齐整，否则会影响面容美观。如果要改变胡子的形状，可用小剪刀将不需要的部分仔细地修剪掉，不要一下子剪得太多，以免失手而影响胡形。

五、老人头发护理

帮助生活不能自理的老人做好头发护理，关系到病人能否生活舒适、心情舒畅。做好头发护理也有许多益处：可以增进头皮的血液循环，有利于疾病的恢复；去除头上的污秽和脱落的皮屑，可以使老人清洁、舒适、美观；还可以预防和灭除头虱。头发护理包括梳头和洗头，梳头可以起到一定的按摩作用。

（一）梳头

1.梳发工具

梳发工具自然是梳子。梳子必须干净，经常清洗。梳子齿和缝既不能过稀也不能过密，最好使用木梳。

特别提示： ▶▶▶

梳发开始时应由前发际缓慢梳向后发际，并边梳理边轻轻揉擦头皮。一般一日梳理3遍，早起后、午休前、临睡前各一次，每次5～10分钟或更长时间，用力适中，以使头皮有热、胀、麻的感觉为好。头发稀疏或没有头发的老人，可直接用手指代替梳子梳理。

2.梳头时间

梳头可早晚进行或早、中、晚每日三次，每次5～10分钟。

3.正确的梳头方法

正确的梳头方法分为三个阶段：梳开发尾打结处；从中段梳向发尾；由发根轻轻刺激头皮，梳向发梢。梳发时用力要轻柔，切忌用力拉扯，对于特别难梳理的头发，可以先喷一些顺发护发用品。对于不易梳开的脏乱头发，一定要从发梢梳开后再向发根移动，切不可从发根硬梳，以免损伤头发，伤及老人发根及头皮。梳头要一束一束地慢慢梳理，不能乱扯乱拉。

4.卧床病人梳发的方法

对卧床不起的老人，可在床上进行梳发。

（1）把毛巾铺在老人的枕头上，让老人把头转向一侧或全身侧卧。

（2）将头发分布在左右两边，梳理好一边，再梳理另一边。长发者可酌情编辫或扎成束。

（3）如头发打结，可湿润后，再小心梳理。先梳发尖，再依次向发根梳理。

（4）梳理完后，撤下毛巾。

（二）洗发

1.洗发的注意事项

（1）将室温调至22～26摄氏度，以免老人洗头时着凉。

（2）在洗发过程中尽量让老人保持舒适的体位。

（3）操作动作应轻柔、敏捷、准确，不要用指甲刮伤老人的头皮，要用指肚轻轻地揉搓、按摩头皮。

（4）洗发时随时注意询问老人有无不适，水温是否合适，揉搓是否恰当，以便随时调整操作方法。

（5）洗完头发后，不要用干毛巾用力擦头发，而是用毛巾裹住头，轻轻沾干水分。

（6）若使用电吹风吹干头发，最好离头发保持10厘米左右的距离，以免损伤老人头发头皮。

2.坐位洗头法

（1）准备物品：毛巾2条、洗发剂、梳子、40～45摄氏度温水、水壶、座椅等。

（2）提前告诉老人准备洗头，搀扶老人坐在水盆前。

（3）将干毛巾围在老人的衣领处。

（4）让老人手扶盆边，身体微向前倾，闭上眼睛低下头。护理员一手扶持老人头部，另一手用湿毛巾沾水淋湿头发。

（5）用洗发剂均匀地揉搓头发，并用十指指腹按摩头皮。

（6）搓洗完后用温水冲净洗发剂，为老人擦干头发与面部。

（7）将头发梳理整齐，有条件可用电吹风机吹干头发。

（8）搀扶老人回房休息，整理用物。

3.卧床病人的头发护理

在家中，对卧床病人的头发护理十分重要，其中给卧床病人洗头有不少技巧和注意事项，现介绍简便实用的"扣杯洗头法"。洗头时，最好有2个人配合操作。

（1）洗头用品。多数可利用家中现有用品，包括：搪瓷或塑料杯（口径10～12厘米，高15厘米左右）、小毛巾3条、大毛巾1条、洗脸盆1只、塑料布1块、水壶1只、水桶1个、橡皮管1条（长1米左右）、梳子、电吹风、棉球、衣夹、40～45摄氏度温水、洗发剂或香皂。

（2）洗头步骤与方法。

① 将病人调整到适合洗头的身体位置，将枕头放至肩下，把塑料布和大毛巾垫在病人的头和肩下，解开病人衣领，将毛巾围在颈部，用衣夹固定，用棉球塞住外耳道。

② 洗脸盆底部放1块毛巾，将搪瓷或塑料口杯倒扣在毛巾上，以防止口杯滑动，另1块毛巾折叠后放置于口杯底上，使病人枕部枕在毛巾上，将橡皮管一端置于洗脸盆里，另一端置于污水桶内，以利用虹吸作用排出污水。

③ 测水温：最好用水温计测量水温，切不可用体温计测水温。洗头水温以40～45摄氏度为宜，如无水温计，也可用手测试，以手感到微温，但不烫即可。此外，洗头时还可根据病人的感觉来调节水温。

④ 用水壶中的温水充分湿润头发，然后在头发上涂遍洗发剂或香皂，轻轻揉搓头发和头皮，用梳子梳去落发，再用温水反复冲洗，如头发较脏，可反复洗

涤2～3次，至洗净为止。

⑤ 洗发完毕解下颈部毛巾，包住头发，一手托住病人头部，另一手撤去洗脸盆，除去耳部棉球，用毛巾擦拭头发，然后用大毛巾擦干头发，或用电吹风吹干头发，并梳理头发，必要时在头发上涂上发乳后再进行梳理，以保持美观。

⑥ 撤除洗头用品，协助病人恢复适当卧位，整理床铺。

 相关知识

使用吹风机吹发的正确方法

1.用毛巾轻轻擦去水分。洗过头发之后，用毛巾轻轻地按摩头皮，吸掉发根的水分。最好不要使用浴巾，应准备专门的毛巾擦头发。湿毛巾的吸水性会降低、影响干燥效果。建议使用吸水性良好的干毛巾，可以减少吹风机的干燥时间，从而把损伤降低到最小。

2.从中间把头发分开。为了在较短的时间内使头发干燥，因此在干燥前先将头发从中间分为两部分，分别进行干燥，也可以根据头发的多少和长度，平均分为四部分。

3.由发根开始使用吹风机干燥头发。从一侧开始，用吹风机从发根吹向发梢部位，直到发根部分完全干燥。

4.干燥头发中间部分。发根充分干燥之后，开始干燥头发中间部分。同上一个步骤一样，先用热风去除多余的水分，再使其完全干燥。头发的中间部位是发根与发梢的过渡部位，应该快速干燥。

5.最后干燥发梢部位。发梢部位可以边梳理边干燥，步骤与发根和中间部位相同。

6.在吹风过程中要根据头发状况调节吹风机的温度。

六、为老人修剪指（趾）甲

（一）修剪指甲

1.修甲时间

人体指（趾）甲生长速度平均每日0.1毫米，受疾病、营养状况、环境及生活习惯改变等因素的影响，略有差异。因此，一般1～2周左右修剪一次即可。

2.修甲工具

常用的为指甲刀，此外还有指甲锉、刮刀、死皮推等。

特别提示：▶▶▶

对于有手颤或患抑郁症等的老人，不能用剪刀剪指甲，以免发生伤害。

3.修甲步骤与方法

（1）准备物品和器具：脸盆盛1/3的温水，肥皂、毛巾、指甲刀、护手霜。

（2）将老人的手泡到温水中，用香皂和水清洗双手，一方面可清洗指甲缝里的脏东西，另外也可暂时软化指甲表皮。

（3）洗净后用毛巾擦干双手。

（4）涂护手霜，并反复轻轻揉擦。

（5）用指甲刀修剪指甲。注意不要剪得太秃，同时剪掉倒刺，千万不要用手撕倒刺。

（6）用指甲锉将指甲边缘锉平，以防粗糙的指甲边缘勾挂衣服，或引起指甲破损。

（二）脚趾甲的护理

老年人自己剪脚趾甲是件困难的事，要尽量为其做好这项护理。

（1）物品和器具：同上。

（2）让老人泡脚，时间可依趾甲和老人全身情况而定。

（3）用香皂和水清洗双脚，用毛巾擦干，涂润肤霜。

（4）剪掉趾甲，然后用指甲锉磨平趾甲边缘。

特别提示：▶▶▶

如趾甲长到肉里，应尽量剪掉。修理趾甲时，注意观察病人有无鸡眼和老茧，如有，可用油膏软化，并请医生治疗。对糖尿病患者，剪趾甲要特别小心，因为这类病人较易受伤及发生感染。

七、洗脚、泡脚

（一）洗脚、泡脚的好处

每天都洗脚、泡脚，这可使足部穴位受到热力按摩，能够促进人体血脉运行，调理脏腑、舒张经脉、强身健体。

洗脚是一种安全的物理疗法，不仅可治足部疾患，如脚气、脚垫、脚干裂以及下肢麻木、酸痛、肿胀等轻微病症，而且对预防感冒、关节炎、高血压、神经衰弱、眩晕、失眠等症状，也有一定的作用。

（二）洗脚、泡脚的方法

老人每天临睡前洗脚时，准备40～45摄氏度温水，将老人裤子卷到膝关节上下，将老人的双脚浸泡于覆过脚面的水中约10分钟。然后用手反复搓揉足背、足心、足趾，可以按摩足部一些穴位，如涌泉穴。为维持水温，可边洗边加热水，注意，切勿烫到老人！泡脚时，可保持浸泡20～30分钟，如老人身体条件允许，可泡到头上、身上刚刚冒汗为止。根据中医理论，通常泡脚要泡到30分钟以上才能达到舒经活络的效果，但对于糖尿病老人，无论洗脚、泡脚，水温都不宜过高，动作要轻，防止弄伤老人皮肤，引起感染。

八、会阴清洁

阴部是最容易受污染的部位。如果阴部不干净，不仅会有异味，还可能引起感染。所以，阴部要经常清洗。

由于阴部是隐私的部位，有的老人会觉得害羞。因此，清洗时要事先准备好屏风或其他遮挡物遮住别人的视线。

清洗会阴分擦洗和冲洗，无论擦洗或冲洗，都要由前往后、由上往下，防止肛周细菌逆行感染，引起尿道炎、阴道炎等。

（一）准备物品

老人专用小毛巾或纱布2片、防水布、专用清洁剂、便盆，装有温水的饮料瓶、塑料手套。

（二）操作步骤

（1）先询问老人是否要排泄。如有排泄要求，待老人排泄后再进行阴部的清洁。

（2）让老人仰卧，帮老人脱裤，脱至膝下，在老人的臀部下面铺防水布，垫上便盆，两腿分开。注意放、取便盆时动作要轻柔，不可硬塞、硬拉，以免擦伤老人皮肤。

（3）养老护理员戴好手套，用装有温水的饮料瓶水先冲洗阴部和肛门，然后一边倒水一边用小毛巾或纱布清洗。污染严重时要涂清洗剂仔细清洗。皮肤有皱褶的地方要翻开重叠处清除污垢。

（4）洗后用干毛巾擦干。

九、整理床铺、更换床单

（一）怎样为卧床老人整理床铺

（1）关好门窗，移开床旁桌、椅。

（2）协助老人翻身至面一侧，松开近侧床单，用床刷从床头至床尾扫净床单上的渣屑，应注意将枕下及老人身下各层彻底扫净，然后将床单拉平铺好，协助老人翻身卧于扫净的一侧。转至对面一侧以上法逐层清扫，并拉平床单铺好。

（3）整理被盖，将棉被拉平，为老人盖好。

（4）取下枕头揉松，放于老人头下。

（二）怎样为卧床老人更换床单

（1）关好门窗。

（2）放平老人，帮助老人侧卧在床的一边，背向护理员，枕头与老人一起移向对侧。

（3）将脏污床单卷起，塞入老人身下，扫净垫褥上的渣屑。

（4）将清洁的床单铺在床的一边（正面在内），床单中线与床中线对齐，将上半幅卷起塞在老人身下，靠近侧的半幅自床头、床尾、中间，先后铺平拉紧塞入床垫下，帮助老人侧卧于清洁床单上，面向护理人，转至对侧，将脏污床单自床头至床尾边卷边拉出，然后将清洁床单拉平，同上法铺好，帮助老人取仰卧位。

（5）盖好棉被，拉平，使老人舒适平卧。

（6）一手挟住老人的头颈部，另一手速将枕头取出，更换枕套后，给老人枕好。

🗨 十、预防褥疮

（一）老年卧床患者褥疮易发部位

褥疮发生在长期受压和缺乏脂肪组织保护、无肌肉包裹或肌肉较薄的骨隆突处，如：枕骨粗隆、耳郭、肩胛部、脊椎体隆突处、髋部、髂嵴、骶尾部、坐骨结节、内外踝、足跟部。由于老年患者全身营养及代谢的改变，长时间受压引起局部血液循环障碍促使褥疮发生。

（二）褥疮的预防与护理

1.勤翻身

翻身时应特别注意枕骨粗隆、耳郭、肩胛部、肘部、骶尾部、髂部、膝关节内外侧、内外踝、足跟部等骨突受压部位，每2小时翻身1次，严重者1小时翻身1次，夜间可每3小时翻身1次，动作要轻柔，避免拖、拉、推等动作，以免擦伤老人皮肤。骨突起部位，应加用海绵垫，有条件者可垫上橡皮圈，以减轻局部受压。

 相关知识 ‹ ·······························

如何帮助卧床老人翻身

要点一：卧床老人从仰卧位到健侧在下的侧卧位。

（1）床铺必须尽量保持平整。

（2）卧床老人屈膝平躺，足跟紧贴着床铺，以保持平衡。

（3）方法：护理员一手将膝关节向下托，另一手翻转骨盆，接着就着枕头移动肩关节，使卧床老人翻转。要注意，动作不能太重，避免卧床老人肩关节错位，要教会卧床老人在护理员翻转上身的时候配合，用下肢维持下身的翻转动作。

（4）也可训练卧床老人，以健侧手支持患侧手伸直，护理员同时翻转臀部和足底以引导患侧。

要点二：卧床老人从侧卧位到仰卧位。

（1）卧床老人患侧膝关节屈曲。

（2）卧床老人双手紧贴一起，以利于掌握平衡。

（3）方法：同时翻转肩和臀部，使卧床老人仰卧。

要点三：卧床老人从仰卧位到患侧在下的侧卧位。

（1）护理员同时引导患侧肩和膝关节，帮助固定和内收这两个关节。

（2）卧床老人自行把健侧肢体移到另一侧。

（3）动作要缓慢，护理员要注意患侧肢体的位置。

要点四：帮助病人从卧位到坐位的动作。

（1）护理员一手扶住卧床老人患侧肩，另外一手抱住卧床老人的膝关节，使卧床老人膝关节屈曲，然后缓慢地移动卧床老人，使卧床老人能够坐起来。

（2）卧床老人自行训练用健侧手撑住床铺，配合护理员动作，以减轻护理员负担。

2.勤换洗

对大小便失禁的病人，要及时清除排泄物，避免因潮湿等刺激皮肤。对被排泄物污染的衣服、被褥、床单等，应及时更换，保持局部皮肤清洁卫生，以免感染。

3.勤整理

要经常保持床铺清洁、平整、干燥、柔软。每次翻身时要注意整理床面，使之平整、无杂物，防止擦伤老人皮肤。

4.勤检查

每次翻身时要注意观察局部受压皮肤，发现异常时，立即采取积极措施，防止病情进一步发展。

5.勤按摩

主要是按摩褥疮多发的骨突出部位。按摩时用50%酒精或红花油涂在护理员手上，用手掌紧贴皮肤，压力由轻到重，再由重到轻，做环形按摩。按摩后用50%酒精或红花油，冬天可选用跌打油或皮肤乳剂，以促进局部血液循环，防止褥疮发生。

6.加强营养

营养不良者皮肤对压力损伤的耐受能力较差，容易发生褥疮，所以，应给予其高蛋白、高维生素饮食，并应摄取足够水分，以增加皮肤的抵抗力。

7.协助床上运动

鼓励老年卧床患者床上运动，不能活动者被动肢体运动，不仅可以减轻组织受压，也可以促进血液循环。

8.心理支持及健康教育

及时与患者沟通，了解其心理状态，对于拒绝翻身的患者，耐心讲解褥疮预防的重要性，对患者及护理员进行卫生宣传，讲解皮肤护理的目的和意义，使患者及护理员积极参与自我护理。

（三）褥疮的家庭治疗

可在医务人员指导下进行以下治疗。

（1）凡发生红肿、水疱或疮面的部位，必须定时变换体位，并酌情增加翻身次数，使用专用的适当垫、圈，有洞的床板、床垫等，以减少局部皮肤受压。

（2）有水疱或皮肤已破溃者，需及时就医，遵医嘱定时治疗。

（3）增加患者营养，以利创面愈合。

牢记要点〜〜〜〜〜〜〜〜〜〜〜〜〜〜〜〜〜〜〜〜〜〜〜〜〜〜〜〜〜〜〜

1.为老人洗澡时切记安全为主，须防感冒防跌伤。

2.为老人刮胡子最好用电动剃须刀具，会比较安全。

3.做好预防褥疮的工作。

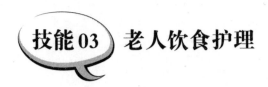

技能03　老人饮食护理

学习目标：

1.掌握老人饮食的三个平衡（见图3-5）。

2.掌握老人饮食的需求量及饮食种类和适用对象。

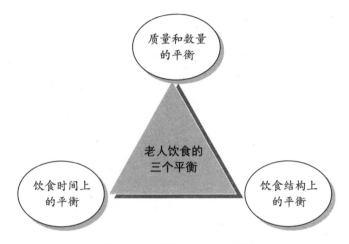

图3-5　老人饮食的三个平衡

一、老年人饮食基本要求

老年人饮食的整体要求有三点，即三个平衡，但这仅是就饮食而言，实际上，心理平衡对老年健康影响很大。

（一）质量和数量上的平衡

俗话说："早上要吃好（质量），中餐要吃饱（数量），晚上要吃少（数量、质量）"，这是质量与数量上的平衡。

（二）饮食结构上的平衡

（1）调适饮食结构：即荤素、粗细粮、水陆物产、谷豆物搭配合理。

（2）调适质量结构：即"四低、一高、一适当"：低脂肪、低胆固醇、低盐、低糖，高纤维素饮食，适当量蛋白质。

（三）饮食时间上的平衡

一日三餐是中国人的习惯，老年人要根据自身的特点来定。总体原则是少吃多餐（即量少而次数多于三餐），有利于消化吸收，减轻消化器官的压力。

二、老年人一天的饮食需求

老年人一天的饮食需求如表3-5所示。

表3-5　老年人一天的饮食需求

序号	类别	需要量
1	主食（碳水化合物）	老人主食以米、面为主，六七分饱。每天250～350克或根据实际情况，粗细搭配，多食粗粮，体重稳定即可
2	蛋白质	老年人蛋白质分解大于合成，所以老年人要适量摄入优质蛋白质，如：瘦肉50克（家禽或鱼100克），鸡蛋一个，牛奶250毫升，大豆及其制品100克，三餐交替使用
3	脂肪	老年人机体对脂肪的消化能力减退，又多伴有高脂血症，所以脂肪摄入量要少。25克/天，以植物油为主，如：芝麻油、花生油、大豆油，少食动物脂肪（饱和脂肪酸）及动物内脏（富含胆固醇）
4	蔬菜与水果	蔬菜400克，水果100～200克。包含红、绿、黄、白、黑、蓝、紫等各类色彩
5	水	每天2000毫升左右

注：表中数据仅供参考，需视个体情况适当调整。

三、老年人饮食要求

（1）品种丰富：粗细搭配，各种色彩的蔬菜水果，适量的肉蛋。

（2）定时定量：少食多餐，六七分饱。

（3）饮食六宜：宜淡、宜少、宜缓、宜软、宜温、宜早（指晚餐）。

（4）烹调方法：炖、煮、蒸、清炒，不宜煎、炸、烤，食物要熟嫩软，限制油腻、辛辣。

（5）少喝或不喝咖啡、浓茶。

四、饮食种类与适用对象

（一）饮食种类与适用对象

饮食种类与适用对象如表3-6所示。

表3-6　饮食种类与适用对象

序号	类别	饮食特点	适用对象
1	普通饮食	包含各种基本食物，营养素平衡，美观可口，易消化，无刺激	咀嚼功能消化功能好，病情较轻，或处于疾病恢复期，体温正常，能下地活动或卧床，不需要饮食治疗的老年人
2	软质饮食	食物碎烂软，如软米饭、面条、煮烂和切碎的菜，剁碎的肉、鱼、家禽等，易咀嚼消化	疾病急性期和恢复期，咀嚼和消化能力较差的老年人
3	半流质	食物呈糊状、冻状、汁状，是软质饮食与流食的过渡，如米粥、馄饨、蛋羹、藕粉、豆腐脑。半流质无刺激性，纤维素含量少，易于吞咽、消化、吸收，营养丰富	身体虚弱，咀嚼和消化功能较差，口腔或消化道有疾病或发热的老人，少食多餐，5～6餐/天
4	流质饮食	食物呈流动的液体状态，水分含量较多，老人可直接吞咽，容易消化和吸收。如水、乳类、豆浆、米汤、稀藕粉、肉汁、菜汁、果汁。流质饮食所含的热量和营养素不足，不能长期使用，只在老人进食困难或采用鼻饲喂食时短期使用	进食有困难，高热大手术后的老人，消化道有疾病和病情危重的老人、全身衰竭的用鼻饲管喂食的老人，严格遵医嘱，参考量6～8次/天，200～300毫升/次

（二）治疗饮食的种类与适用对象

治疗饮食的种类与适用对象如表3-7所示。

表 3-7 治疗饮食的种类与适用对象

序号	类别	适用对象
1	高蛋白饮食	适用于大面积烧伤、肺结核、肿瘤、贫血、术后恢复等消耗性疾病
2	低蛋白饮食	饮食中以蔬菜和含糖高的食物为主。适用于限制蛋白质摄入者，如急性肾炎、肝昏迷、肝功能损害严重、尿毒症、痛风症等
3	低盐饮食	适用于心血管疾病、急慢性肾炎、肝硬化腹水、水肿病人。最好食钾盐，每天控制在3克以内
4	低胆固醇饮食	高血压、脑血管疾病、高胆固醇血症、肝胆疾病。注意：动物内脏、鱼子、蛋黄、动物油含胆固醇较高，应少吃或不吃
5	高纤维饮食	适于习惯性便秘、糖尿病、预防高脂血症老人
6	低纤维饮食	适于消化道疾病如肠炎、痢疾、腹泻、咽喉或消化道手术的老人
7	糖尿病饮食	严格限制糖的摄入，忌纯糖，须适用于糖尿病人
8	低脂肪饮食	高血压、高脂血症、急性胆囊炎、胰腺炎、肝炎、肠炎、痢疾。过胖者吃清淡食物，忌动物油、肥肉和煎炸食品
9	少渣饮食	适于消化道溃疡、肠炎、痢疾、胃肠或肛门手术后恢复期、口腔疾病或咀嚼不便的老人
10	高热量饮食	适于营养不良、疾病恢复期、肝炎、肝硬化、甲亢等。如牛奶、豆浆、粥、藕粉、面包、馒头、蛋糕等淀粉类食物

五、老人进食护理

（一）护理员在进食护理中的作用

（1）鼓励有自理能力的老人自己用餐。

（2）给老人创造良好的用餐环境。

（3）帮助老人养成良好的饮食习惯。

（4）协助老人采取舒适的进食姿势。

（二）进食护理的基本要求

（1）用餐前避免为老人做伴有痛苦、不安、兴奋的治疗和处置。

（2）保持老人口腔清洁。如果老人口腔不清洁，容易引起口腔疾病，也影响唾液的分泌。口腔干净、清爽能使老人心情舒畅同时增强食欲。

（3）装盘、盛饭要讲究美观，具有一定的观赏性，以此调动老人的食欲。

（4）根据食物的性质调好其温度，因为味觉与食物的温度有一定关系。如甜味：食物在30～40摄氏度时最甜；咸味：食物温度越高咸味感觉越淡，温度越低感觉越咸；苦味：食物的温度越高，感觉苦味越淡，温度越低，感觉越苦；酸味：酸度与温度变化没多大关系，不过温度高了，刺激会稍微大一些。

（5）如果是在福利院，则尽量让老人到食堂与同伴一起用餐；如果是在家里，就和家人一起用餐。

（6）护理员要着装整洁、干净利落，系上干净的围裙；以亲切、和蔼的态度对待老人；适当跟老人说话，唤起老人的食欲；喂饭时不要催促老人，让老人一定要细嚼慢咽。

（7）饭后，护理员和老人都要洗手，还要勤给老人刷牙，防止口臭。

（8）老人用餐过程中要注意观察老人的食欲和咽食情况，有什么异常，随时通知老人的家人或护士（住院护理时），并注意采取预防措施。

（三）不同地点用餐的护理

1.在餐厅用餐时的护理

每天在哪里、和谁一起用餐都会给老人的饮食活动带来很大影响。现在，大部分福利机构都有餐厅，护理员应劝老人尽量到餐厅用餐。

（1）到餐厅用餐时，对能走路的老人，就尽量让他们自己摆上碗筷，端饭菜，饭后自己收拾餐具。

（2）对行动不便的老人，要搀扶着或用轮椅接送，并帮助他们摆上食物，收拾碗筷。

（3）对患有上肢功能障碍的老人，要实行喂食。

（4）护理员应努力做到用温和的语言鼓励老人用餐，向老人讲述必要的营养知识。对老人面带笑容，让他们感受到温暖，从而感受到生活的价值，这是护理员的基本职责。

2.在卧室里用餐时的护理

有些老人因身体虚弱或患病而无法去餐厅用餐，应让他们在卧室里用餐。这时候的用餐护理分为两种类型：一是能坐起来用餐时的护理；二是卧床老人的用餐护理。具体要求如表3-8所示。

表3-8　在卧室里用餐时的护理

类型	餐前准备	操作步骤
能坐起来用餐时的护理	餐前要准备好以下物品：汤匙、叉子、筷子、茶杯、围巾、毛巾、防滑垫、防水布、痰盂。只要老人喜欢，用什么样的都可以。但必须是没有破损的、干净的餐具	步骤一　开窗换空气，调好室内温度 步骤二　整理床铺，收拾床头柜和餐桌，摆好餐具、防滑垫、防水布等 步骤三　就餐前帮助老人先排泄、洗手、漱口 步骤四　为老人系上围巾 步骤五　确认饭菜的温度是否适宜，太热的话，先放一会儿，以免饭菜过热，烫伤老人 步骤六　如果老人能坐起来，最好让老人坐着吃，因为坐姿有助于消化，并可以扩大视野 步骤七　收拾碗筷后，帮老人刷牙、漱口，撤餐具
卧床老人的用餐护理	（1）整理床铺，给老人盖好被子后，开窗换空气 （2）询问老人是否要排泄，用餐前应先排泄 （3）用餐前护理员和老人都要洗手	步骤一　让老人侧身躺下，把卷好的毛毯或靠垫垫在身后。如果面部麻痹时，向健康侧躺下，不要向患侧躺下 步骤二　床上铺毛巾或防水布；在老人的胸前垫一块毛巾 步骤三　在喂饭之前，让老人先看一眼食物，诱发食欲 步骤四　为了咽食的畅通，湿润口腔和食道，促进唾液和胃液的分泌，饭前先让老人少量喝水、喝汤。喝水的时候，如果有力气吸，就用吸管；如果没有力气吸，就用汤匙喂。用汤匙时，让老人抬起舌头，把汤送进舌底下，以免汤顺着嘴角流出来。用吸管时注意水的温度，以免发生烫伤 步骤五　喂食。要仔细观察咀嚼和咽食情况，要一勺一勺慢慢地喂，并把干食和流食交替喂，喂饭时不要沉默不语，要经常一问"要吃什么""好吃吗"等，并鼓励老人多进食，但是，吞咽过程中不能讲话，要确认老人咽下去后，再问话。喂饭时，为了避免筷子和汤匙碰撞牙齿和牙床，应让老人张大嘴，要把食物放在舌头上面，并随时观察咽食情况，以免食物滞留在患侧 步骤六　饭后要询问饥饱程度、满意程度及对护理的感想，以便下一次努力改善服务 步骤七　收拾碗筷后，帮老人刷牙、漱口，撤餐具及胸前的毛巾（或餐巾纸），让老人变换体位，稍做休息

（四）不同状况的用餐护理

1.上肢运动功能障碍老人的饮食护理

老年人患有麻痹、挛缩、变形、肌力低下、震颤等上肢障碍时，自己摄入食物易出现困难，但是有些老年人还是愿意自行进餐，此时，可以自制或提供各种特殊的餐具。如老年人专用的叉、勺，其柄很粗以便于握持，也可将普通勺把用纱布或布条缠上即可；有些老年人的口张不大，可选用婴儿用的小勺加以改造；使用筷子的精细动作对大脑是一种良性刺激，因此应尽量维持老年人的这种能力，可用弹性绳子将两根筷子连在一起以防脱落。

2.视力障碍老人的饮食护理

对于视力障碍的老年人，做好单独进餐的护理非常重要。护理员首先要向老年人说明餐桌上食物的种类和位置，并帮助其用手触摸以便确认。要提醒老人注意热汤、热水等容易引起烫伤的食物，食物中有骨头或鱼刺应提前仔细去掉。

有视力障碍的老人，因看不清食物的颜色和形状，而很容易引起食欲减弱。因此，对这些老人来说，食物的味道和口感很重要，还可以给他们讲点刺激食欲的话来调动食欲，或者让老年人与家属或其他老人一起进餐，制造良好的进餐气氛以增进食欲。

特别提示：▶▶▶

帮助有视力障碍的老人自己进餐，并尽量给他们提供进餐方便的食物。如馒头、面包、包子、饺子等。为了让他们便于用餐，最好把食物的摆放位置固定下来。比如说，可以根据老人喜欢吃的程度，将食物按顺时针方向或逆时针方向摆放，也可以把米饭放左边，把流食放右边，并让老人用手触摸以便容易确认。

3.吞咽困难老人的饮食护理

由于存在会厌反应能力低下、会厌关闭不全或声门闭锁不全等情况，吞咽能力低下的老年人很容易将食物误咽入气管，尤其是卧床老年人，舌控制食物的能力减弱，更易引起误咽。因此对吞咽困难老人的饮食护理要注意以下几点。

（1）给老人提供容易咽下的食物。容易咽下的食物有酸奶、豆腐、鸡蛋羹、面条、稀饭、粥等，而难以咽下的食物有年糕等黏性大的食物或水分少的面包、饼干、芋头等食物。烹调时尽量想办法切得细、煮得软，还可以利用淀粉把食物做成糊状。

（2）采取容易咽下的姿势。一般采取坐姿或半卧位比较安全，偏瘫的老人可采取侧卧位，最好是卧于健康侧。进食过程中应有护理员在旁观察，以防发生事故。

（3）让老人细嚼慢咽。喂饭时不能着急，要一点一点喂，待老人吞咽完第一口后再喂第二口，并确认是否已咽下。如果老人对进餐具有恐惧感或厌恶感，就应帮助老人消除这些精神障碍。

（4）老年人随着年龄的增加，唾液的分泌相对减少，口腔黏膜的润滑作用减弱，因此，进餐前应先喝一点水湿润口腔，对于脑血管障碍以及神经失调的老人更应该如此。

 相关知识‹

老人空腹八忌

一忌过量吃糖：恐引起蛋白质的吸收障碍。

二忌过多喝牛奶、豆浆：牛奶、豆浆富含蛋白质，老人需适量饮用。

三忌饮酒：恐刺激胃黏膜。

四忌过多饮茶：恐稀释胃液降低消化功能。

五忌过多吃蒜：过量蒜可能刺激肠胃，引起急性胃炎。

六忌过多吃香蕉：香蕉富含镁，过多食用恐引起血液中钙、镁失调。

七忌过多吃柿子：柿子中的胶酚、果胶、收敛剂等与胃酸反应，恐引起各种胃病。

八忌空腹洗澡：空腹洗澡恐引起低血糖休克。

牢记要点〜〜〜〜〜〜〜〜〜〜〜〜〜〜〜〜〜〜〜〜〜〜〜〜〜〜〜〜〜〜

1.针对不同状态的老人使用不同的饮食方法。

2.能够独立进食的老人，要培养他们独立进食的习惯。

3.注意饮食卫生。

_____

_____

_____

_____

技能04 老人常见病护理

学习目标:

1. 了解老人常见病种类（见图3-6）、名称、症状。
2. 掌握各类病的具体护理方法及注意事项。
3. 掌握各类病的饮食注意事项。

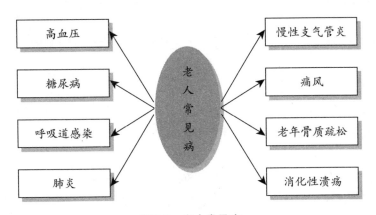

图3-6　老人常见病

一、高血压

高血压是老年人常见病、多发病，以动脉血压升高为特征并伴有动脉、心脏、脑和肾脏等器官病理性改变的全身性疾病，是导致冠心病、心力衰竭、脑卒中、肾功能衰竭的重要的危险因素。血压正常值高压为90～140毫米汞柱。

（一）病因

老龄化（动脉硬化，血管壁弹性减弱），高脂血症（血脂增高，沉积在动脉内膜，引起动脉粥样硬化），精神长期紧张（大脑皮层的兴奋与抑制过程失调，全身小动脉痉挛，外周血管阻力增加致血压升高），遗传，肥胖，生活方式不良等。

（二）症状

初期无明显自觉症状，仅有头晕、四肢无力、失眠、心悸、神情倦怠等。随着病情的发展，表现为头痛耳鸣、头晕眼花、神情烦躁、面色苍白。严重时，表现为面红目赤、肢体麻木、头部胀痛剧烈、疲乏无力、恶心呕吐、焦虑烦躁、注意力不集中、记忆力减退等。

（三）治疗原则

早发现、早诊断、早治疗，长期系统地用药。

（四）护理

（1）心理疏导：高血压病和情绪有关系。要解除老人心理负担，保持平和的心态。

（2）每天早晚测量血压，并记录。在老人安静的状态下测血压，定时间、定体位、定部位、定血压计。

（3）遵医嘱科学地锻炼身体，散步、打太极拳。

（4）合理饮食：低盐（每天不超过3克），低脂肪，低热量，高纤维素，高维生素，食用植物油，尤其是玉米油，忌食油炸、腌制食品，养成良好的生活习惯。

（5）在医生指导下正确用药：掌握药物的名称、作用、剂量、用法和不良反应。坚持用药，不可急于求成，不可随意换药。

 特别提示：▶▶▶

注意观察药物副作用，若服降压药后出现头痛、多汗、恶心、呕吐、烦躁、心慌等，协助老人平卧，将头抬高，测血压，若血压过高，立即就医。

（6）注意观察高血压危象：血压突然升高，老人剧烈头痛、头晕、恶心、呕吐，视力模糊和肢体麻木、气促、心动过速，要保持安静，避免强力搬动，拨打120急救电话，立即就医。

（7）注意观察高血压性脑病：剧烈头痛、恶心、呕吐以及失语、偏瘫。

（8）戒烟戒酒。

二、糖尿病

机体内胰岛素绝对或相对不足，引起的糖、脂肪、蛋白质、水、电解质等代谢紊乱性疾病。

（一）观察老人是否有糖尿病

糖尿病的症状表现如下。

1.三多一少

"三多"即：尿得多，吃得多，喝得多。吃喝拉都比正常人或比原来的情况要多，同时伴随体重和体力下降。体重和体力下降叫做"一少"。多数糖尿病人不见得消瘦，就是体重比最重的时候下降一点。一旦护理员发现老人现在吃饭比原来多，喝水比原来多，但体力并不好，就应及时就医检查看是否老人实际血糖已经到糖尿病的标准了。

2.其他

（1）口腔：口干、口渴、饮水多、口腔黏膜出现淤点、淤斑、水肿、牙龈肿痛、牙痛或口腔内有灼热感觉。

（2）体重：体重缓慢减轻，且无明显的诱因。

（3）体力：疲乏、常有饥饿感、出汗、乏力、心悸、颤抖、低血糖。

（4）尿液：男性尿频、尿液多。

（5）眼睑：眼睑下长有黄色扁平新生物（黄斑瘤）。

（6）皮肤：下肢、足部溃疡经久不愈；或有反复的皮肤、外阴感染；皮肤擦伤或抓破后不易愈合。

（7）血管：动脉硬化、高血压、冠心病。

（二）护理

1.饮食护理

（1）饮食原则：严格控制主食、甜食、水果的进食量，禁烟限酒。

（2）饮食禁忌：禁食各种糖类、甜糕点、蜜饯、蜂蜜、藕粉、水果罐头、汽水、果汁、果酱、甜饮料，禁食含淀粉多的食物，如芋头、土豆、红薯、藕、红小豆、绿豆等，少食花生、葵花子、核桃等油脂含量高的食物，少食精米、白面，禁烟酒。

2.运动锻炼

根据老人身体情况,适度步行、慢跑、做操、游泳、进行家务劳动,时间20~40分钟,可逐渐延长,每日一次,餐后1小时,注意活动时病人心率。卧床老人可做肢体活动或被动运动。

注意事项:血糖较高、伴心脑血管疾病、血压大于180的须停止活动,避免受伤。平时运动时可带少许甜食,以备出现低血糖时急用。

3.预防感染性疾病

预防呼吸道感染、感冒、流感、支气管炎和肺炎。讲究口腔卫生,注意皮肤卫生,患者易患毛囊炎、疖肿和痈。重视足部护理,每天泡脚,检查足部皮肤。

4.按时按量用药

病人须遵医嘱按时按量用药,注意观察药物不良反应,如贫血、皮肤瘙痒、皮疹,食欲减退、恶心呕吐、口干苦、腹泻等。

5.定期测血糖。

注意预防以下胰岛素不良反应。

(1)低血糖反应:原因可能是胰岛素使用量过大、饮食失调、运动过量。症状有头昏、心悸、多汗、饥饿甚至昏迷。

(2)胰岛素过敏:症状有注射局部瘙痒、荨麻疹等。

(3)注射部位皮下脂肪萎缩或增生,可致胰岛素吸收不良。

6.严密观察病情

如病人出现头晕、头痛、极度口渴、恶心、呕吐、疲乏无力、精神萎靡、嗜睡、呼吸加快、腹痛和口内有苹果酸味等情况,须立即就医。

三、呼吸道感染

(一)症状特点

(1)老人呼吸道感染起病多较缓慢,症状不典型。早期乏力,精神萎靡,或仅有咳嗽、咳痰,但白细胞不升高。

(2)老年人患呼吸道感染症状不明显,但后果严重,如可引起重症肺炎等,或促发原有的旧病发作或加重,如患肺炎,可引起心脏病发作或心力衰竭,或使糖尿病加重,引起肾功能衰竭、败血症等。有的甚至引起中毒性休克、昏迷等。

（二）护理

（1）注意天气变化，避免受凉，不要和感冒病人接触，以免被传染。

（2）注意观察老人的精神、食欲、脉搏和皮肤温度等的改变，及早发现异常。

（3）如发现老人流清鼻涕、轻咳嗽、痰的性状有改变，或精神状态不好，要抓紧治疗，防止引发肺炎。

（三）恢复期护理

（1）加强营养。给予易消化、富含营养的饮食，以流质、半流质为主。

（2）预防感冒。对恢复期的老人要精心照顾，注意保持室温相对恒定，保持室内空气新鲜。

（3）增强体质。

（4）注意观察病情。遵医嘱用药，若有不适，及时就医复查。

四、肺炎

老年人在冬季易患肺炎，尤其是患慢性支气管炎、肺气肿、冠心病、糖尿病的老人，以及长期卧床的老人。

老年人一旦患肺炎，不仅不易痊愈，而且可能导致肺功能不全或心力衰竭，甚至造成死亡。由此可见，肺炎严重威胁着老年人健康。老年人肺炎因症状不典型，常易被忽视和误诊。

（一）应警惕肺炎的可能情况

老年人如果出现以下情况，应警惕肺炎的可能。

（1）感冒久治不愈，出现呼吸急促、胸闷、口唇及指甲发紫，脉搏加速、细弱。

（2）慢性支气管炎病人出现咯痰增多，痰色变黄稠，呼吸加快。

（3）不明原因的食欲明显减退、恶心、呕吐、四肢软弱无力。

（4）不明原因的精神萎靡、疲倦、乏力或躁狂多动、嗜睡。

（5）不明原因的气急、不能平卧、下肢浮肿、肝区胀痛。

老年人如出现上述情况须及时就医，即使无发热，肺部听诊无罗音发现，白细胞正常，也应常规做胸部X射线检查，以免误诊、漏诊，延误治疗时机。老年人患感冒，一定要重视，切勿大意，应第一时间去医院诊治。

（二）老年人肺炎一般护理

（1）要在力所能及的情况下，积极参加体育锻炼，以增强体质，提高耐寒、抗病能力。

（2）可适当吃些滋阴润肺的食品，如梨、百合、木耳、萝卜等。

（3）要注意居室卫生。居室要经常保持清洁、空气新鲜、阳光充足。要注意保暖，以防着凉，诱发感冒。

（4）要注意保暖：当气温急剧变化时，应及时给老人增减衣服。老人的前胸后背不要受凉，最好准备一两件马甲，视情况随时穿脱。

（5）保持口腔卫生。

（6）保持呼吸道畅通。

（7）要增强呼吸功能。逐渐由胸式呼吸转为腹式呼吸，即吸气时鼓肚子以使腹肌下降，气沉丹田，动作力求悠而慢，以增强呼吸深度。

五、慢性支气管炎

慢性支气管炎是老人的常见病和多发病，多发于冬、春季。

（一）一般护理

1. 环境方面

（1）保持室内空气新鲜，定时开窗通风（避免直吹老人），一般温度在18～22摄氏度之间，相对湿度为60%左右。

（2）避免煤烟、粉尘的刺激，防止老人感冒，以预防慢支炎发作。

2. 饮食方面

（1）饮食上给予老人适量高蛋白、高热量、高维生素、易消化的食物，禁食生冷、肥腻、辛辣食品。若老人食欲欠佳，可给予半流质或流质食物，注意食物的色、香、味。

（2）可适当食用一些止咳生津化痰的食物，如百合、梨、萝卜等。

（3）要鼓励病人适当多喝水。

（二）心理护理

由于病人经历了长期、反复发作的病痛折磨，严重影响病人的日常工作和生活，久而久之导致病人情绪低落、焦虑，容易使病人失去对疾病治疗的信心甚至不配合治疗。为此，要及时向病人和家属做好解释工作，增加病人对疾病的了解程度，缓解病人的不安情绪，树立战胜疾病的信心，从而积极配合治疗，争取早日康复。

（三）呼吸运动锻炼指导

坚持呼吸锻炼可延缓疾病的进展，改善呼吸功能，有助于气体交换，促进二氧化碳的排出。

1.方法

取坐位或卧位，两手分别放于前胸和上腹部，用鼻缓慢吸气，因膈肌松弛，腹部的手有向上抬起感觉，而胸部的手原位不动，呼气时，腹肌收缩，腹部的手有下降感。

2.次数与时间

每日三次，每次做5～15分钟。

3.要求

要求呼吸要深长而缓慢，尽量用鼻呼吸。

（四）病情观察与护理

认真观察病人咳嗽、咳痰情况，痰量及外观，观察病人的精神状况，皮肤黏膜、唇甲有无紫绀等症状。

1.咳嗽

仔细观察咳嗽的性质与音色，出现的时间和节律。咳嗽剧烈时应让病人取半卧位。

2.咳痰

（1）观察痰液的性质、颜色、气味和量，并正确留取痰标本以便送医检测。

（2）鼓励病人有效地咳嗽、咳痰，有痰不易排出时，需就医使用超声雾化吸入，或根据医嘱服用化痰药物，以稀释痰液，便于咳出。

（3）咳痰多的人应取侧半卧位或经常变换体位，使痰易于咳出。

3.喘

病人若喘憋加重，呼吸费力，不能平卧，此时应采取半卧位并给予吸氧，正确调节吸氧流量。若症状无缓解，须及时送医诊治。

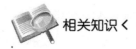

日常排痰护理

1.翻身叩背操作要领

（1）老人可取侧卧位或坐位，叩背前要将老人的身体支撑点安置妥当。

（2）空心掌先从老人后背部的肺底轻轻向上叩击至肩下。前后掌重叠1/3，叩击一侧后再叩击另一侧，每侧不少于3遍。

（3）不能叩在老人肾区和脊柱处。

（4）如痰液黏稠不易排出，可先遵医嘱采用雾化吸入等稀释痰液。

（5）整个过程约10～15分钟，冬季可隔单衣进行，防止着凉。

2.日常护理注意事项

如果老年人痰液较多、较黏稠，在日常护理中应注意以下几点。

（1）适当多饮水；饮食以清淡为主；避免着凉，预防感冒。

（2）经常改变身体位置，定时拍背。特别是早晚病人阵咳前，鼓励病人做深呼吸，以便将痰咳出。

（3）患者突然黏痰堵塞、影响呼吸时，要分秒必争，立即用手绢或纱布包住食指，伸向病人咽部掏出痰液，或口对口吸出痰液。必要时及时送医或拨打120急救电话。

（五）耐寒锻炼

应帮助病人加强身体的耐寒锻炼，气候变化时注意衣服的增减，避免受凉，耐寒锻炼需从夏季七八月份开始，先用手按摩面部，后用冷水浸毛巾拧干后轻擦头面部，渐及四肢。体质好、耐受力强者，可大面积冷水摩擦，持续到九月份，以后继续用冷水摩擦面颈部，最低限度冬季也要用冷水洗鼻部，以提高耐寒能力，预防和减少本病的发作。

六、痛风

（一）症状

1.急性关节炎

（1）多于春秋季发作。发病急，数分钟至数小时内出现伴红、肿、热的关节剧烈疼痛，拒触碰，伴关节腔积液，夜间加重。脚趾多见，也可多部位同时发作，如踝、跟、指、腕、肘。

（2）发热：轻中度体温增高。

（3）诱因：饮酒、高蛋白饮食、脚扭伤、劳累、寒冷、感染。

可于数小时至1～2周自发缓解。

2.慢性关节炎

病程久，关节僵硬、变形、活动受限。

3.痛风石

又称痛风结节，是由谷氨酸钠尿酸盐在皮下聚集形成的结晶，可造成痛性的、覆盖皮肤的结节。

4.痛风肾及肾结石

出现肾绞痛、蛋白尿、血尿、尿路感染、尿毒症。

（二）治疗护理

1.调整饮食

痛风病人均应调整饮食，原则为"三低一高"（见表3-9）。

表3-9　痛风病人的"三低一高"饮食

序号	三低一高	说明
1	低嘌呤或无嘌呤饮食	含嘌呤极少或不含嘌呤的食物有：大米、小米、玉米、马铃薯、黄瓜、冬瓜、番茄、苹果、橘子、香蕉等 在痛风的急性发作期应选基本不含嘌呤的食物控制总热量，减轻体重
2	低热量饮食	控制总热量，减轻体重
3	低脂、低盐饮食	限制蛋白质和脂肪的摄入量
4	高水分摄入	多饮水，有利于尿酸排泄，防止尿酸在肾脏沉积

2.运动护理

适度适量的运动锻炼可以增加和保持关节活动范围，增加肌力，增加静力性和动力性运动耐力，减轻关节肿胀，增加骨密度，改善病人的心理状态。其基本原则是：区别对待，循序渐进，活动时不增加疼痛。常用的运动包括被动运动和主动运动：

（1）被动运动。遵医嘱采用轻缓的方法，进行关节各轴向运动，活动范围要达最大限度，每天可至少1次，防止关节挛缩畸形。用于不能主动运动者，慎用于急性关节炎或严重疼痛者。

（2）主动运动（见图3-7）。

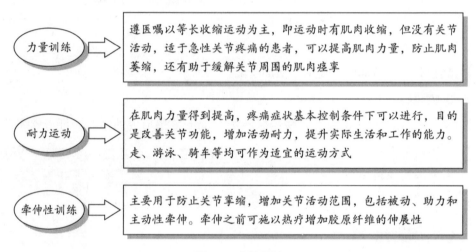

力量训练 ⟹ 遵医嘱以等长收缩运动为主，即运动时有肌肉收缩，但没有关节活动，适于急性关节疼痛的患者，可以提高肌肉力量，防止肌肉萎缩，还有助于缓解关节周围的肌肉痉挛

耐力运动 ⟹ 在肌肉力量得到提高，疼痛症状基本控制条件下可以进行，目的是改善关节功能，增加活动耐力，提升实际生活和工作的能力。走、游泳、骑车等均可作为适宜的运动方式

牵伸性训练 ⟹ 主要用于防止关节挛缩，增加关节活动范围，包括被动、助力和主动性牵伸。牵伸之前可施以热疗增加胶原纤维的伸展性

图3-7　主动运动

（3）理疗。理疗主要包括热水浴、热敷、温泉浴，还包括微波、短波和超声波。

七、老年骨质疏松

老年骨质疏松是一种全身代谢性疾病，骨的脆性增加，强度降低，易发生骨折。女性绝经后，骨质流失加快，发病率女性为男性2～3倍。60岁以上女性50%，男性20%可见老年骨质疏松症状。

（一）症状

疼痛是骨质疏松常见的症状，全身骨痛，以腰背痛最为多见。

（二）预防

预防比治疗更重要，每日适当的户外日光照晒，饮食中注意提高钙质的摄入（牛奶、酸奶、大豆及豆制品、芝麻酱等）、维生素D的摄入（禽、蛋、肝、鱼肝油）。

💬 八、消化性溃疡

消化性溃疡多位于胃和十二指肠，是一种常见的疾病，也是老年人较为多发的疾病。但其症状多不典型，有的仅为上腹不适、膨胀感等，约1/3的老年病人没有症状，但有的一发病就可能胃出血或胃穿孔，所以应加以注意。

（一）消化性溃疡有哪些预警信号

虽然有部分消化性溃疡可以无声无息地以出血为首发症状出现，但多数是有较长时间临床症状的。

1.疼痛

典型的胃溃疡疼痛表现为上腹隐痛、灼痛、胀痛，多为轻到中度疼痛，疼痛时间多在餐后半小时到一小时出现，部分病人可在进食后即刻引起疼痛，进食不能缓解疼痛。

典型的十二指肠溃疡疼痛则表现为饥饿性疼痛，多发生在餐前或半夜疼痛，进食后疼痛可缓解。当溃疡发生穿孔或者癌变时，疼痛性质发生改变。部分溃疡病人可无疼痛表现。

2.消化不良

大多数消化性溃疡都表现为消化不良，主要表现有：上腹部胀满、食欲不振、嗳气、反酸等症状。

（二）心理护理

家人与护理员应主动与病人交流，并耐心听其诉说，了解他们不同的想法和心理状态，给予解释疏导。

（三）按时服药

（1）应照顾病人遵医嘱按时服药。
（2）用药期间应注意病人有无头昏、嗜睡等不良现象。

（四）饮食护理

饮食护理是治疗老年消化性溃疡病人的一个重要环节，若能合理安排老人饮食，可以促进食物的消化和营养的吸收，减少和避免并发症，促进溃疡愈合。

（1）在饮食上应少量多餐、定时定量，食物制作时要稀、软、熟、烂、少渣易于消化吸收；避免摄入过冷、过热、过酸、过咸、粗糙的饮食，须戒烟、酒、浓茶，饮食有节。

（2）对溃疡病病人发病严重时，须及时就医，遵医嘱进流食。但不宜多饮，病情好转可改为半流食、软食或无渣软饭等。待病情进一步好转，逐步增加食物的品种和用量，直至过渡到普通饮食。

（3）饮食要清洁，因老年人胃酸分泌减少，饮食不洁可引起肠道出血，因此要注意饮食卫生。

（五）症状观察与护理

1.恶心呕吐

（1）呕吐时协助病人坐起：卧床不起的取侧卧位，头侧向一边，以免呕吐物呛入呼吸道引起窒息，或引起吸入性肺炎。

（2）呕吐后用清水漱口，并将被呕吐物污染的衣物、被单等换掉。

（3）注意呕吐物的量、颜色、气味、性质及呕吐次数。

2.腹痛、腹胀

（1）首先要了解腹痛的部位、性质，腹痛间隔时间，是否伴有呕吐、腹泻，腹部是否起包块，有否发热。

（2）随时注意体温、脉搏、呼吸的变化。

（3）急性腹痛未明确诊断前应禁食，禁用止痛药，须立即送医诊治。

3.腹泻

注意老人大便颜色、性质，有无黑便，以及次数，并留大便样本，以便去医院诊治时化验。

4.呕血与便血

（1）轻度出血时，病人应安静休息，并去医院检查治疗。

（2）大量出血时，病人感头晕、心慌，大便或走路时常易晕倒，病人可有面色苍白、出冷汗、四肢发凉、口渴、脉搏加快、体温下降、血压下降等症状。这时应让病人绝对卧床休息、禁食，给病人以精神安慰，消除恐惧。同时注意（最好能做记录）呕血、便血的量、颜色、性质和出血时间，并保留样本，第一时间送医诊治，必要时手术治疗。

牢记要点

1. 一定要掌握各类病的护理方法。
2. 护理时，密切注意观察病人各项反应。
3. 与家属多沟通，主动配合。

_____

_____

_____

_____

_____

_____

_____

 **技能05** 老人心理护理

学习目标：

1. 了解老人心理的特点和影响老人心理变化的因素（见图3-8）。
2. 掌握老人心理护理的具体措施。

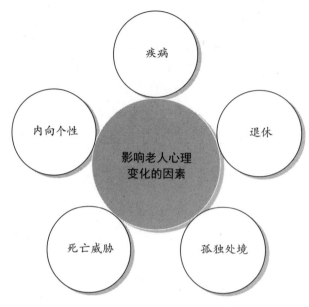

图3-8　影响老人心理变化的因素

一、老人心理特点

老人的心理变化主要表现在感觉、知觉、记忆、抽象思维的改变及情感、性格、人格变化等方面，也包括老年精神障碍的病理性改变等。

（一）认知能力方面

（1）记忆力衰退，熟人的名字老是记不起来，读书前看后忘；电话号码总要反复看几遍才能记住；刚说过的事，一转身就忘了；常常记不起随手放的东西在哪里。

（2）言语能力衰退，讲话变得缓慢啰唆。

（3）思维能力衰退，不容易集中注意力思考问题。

（4）学习新事物感到吃力，甚至有点害怕学习新事物、新知识，对新鲜事物缺乏好奇心。

（二）情感性格方面

（1）情绪变得不稳定。一方面是对一般刺激趋向冷漠，喜怒哀乐不易表露，或反应强度降低；另一方面是遭到重大刺激，情绪反应特别强烈，难以抑制。遇到困难，不像以前那样镇定自若，经常有莫名其妙的焦虑感，当环境中有不利因素时，就更容易焦虑不安，对喧闹声感到烦躁。

（2）意志力减弱。做事缺乏毅力和探索精神，喜欢凭经验办事，下决心要做的事也常常拖拉而不立即行动，进而很多事情都不想做了。

（3）兴趣爱好减少。生活中感兴趣的事情变少了，不再有兴趣看小说、电影、电视，不再热衷参加各类活动，特别是集体活动。

（4）性格更容易发生变化。易变得暴躁、易怒、情绪低落、忧郁、焦虑、孤僻、古怪，甚至不近人情。

（5）敏感多疑。对捕风捉影、似是而非的事往往很认真，常把听错、看错的事当做对自己的伤害而感到伤心。

（三）孤独、自卑、恐惧

易产生孤独感，主要原因是老年人生理与心理的老化影响了老人的心理感受，同时老人逐渐退出社会交往也是原因之一。老人的性格由外向转为内向，深居简出，懒于交际，感到自己"老了，不中用了"，如果再遇到生活以及疾病等诸多困难时，均可使老人过分伤感，自卑情绪也就随之加重。经常想到自己已临近死亡，常回想已故的亲友，又联想到自己，悲戚消极。

（四）个性心理特点明显

人的个性心理特点是在社会实践中形成的。老年人比起青年人与中年人更显得个性化，例如，顽固地坚持自己的观点和习惯，不赞成别人的意见和看法。这些心理特点很容易导致老年人患某些精神障碍性疾病，如抑郁症、焦虑症、神经衰弱等。

😀 二、影响老人心理变化的因素

（一）疾病

老年人身体机能衰退，难免患上一些疾病，尤以慢性病居多，长期的病痛折磨容易使老人心情烦躁易怒，敏感多疑，而长久看不到治愈的希望也会让一些老年人丧失生活的希望。

（二）退休

退休意味着社会角色转变，从壮年到老年，是生活的重要转折，身体状况如是，社会角色更是如此。每个人都是社会动物，角色的转变带来的心理落差、经济收入下降、社会地位边缘化等很容易诱发老人心理问题。有的老年人退休后，觉得失去了工作，生活中没有了迎来送往的热闹，觉得不能再在工作的舞台上"表演"，心里便会产生萧条冷落之感，这种失落的心理挥之不去，如同被人抛弃。

由于退休后经济收入减少，社会地位下降，老人感到不再受人尊敬和重视，而产生失落感和自卑心理，可表现为发牢骚、埋怨，指责子女或过去的同事和下属，或是自暴自弃。

对退休后的无所事事不能适应，认为自己成了家庭和社会的累赘，失去存在的价值，对自己评价过低。

（三）孤独处境

孤独感是老年人产生心理问题的重要原因之一。老年人慢慢会变得像个孩子，格外敏感，依赖性特别强，特别需要别人的关心。而现代社会的现实是年轻子女忙于工作，往往没有时间陪伴老人。有的老年人与成年子女关系紧张，进一步加重了老年人的孤独无助感。有的老年人变得多疑多思，常常感到自己无能为力，不能再为家里做事，认为自己是子女的累赘和包袱，甚至觉得生活是一种折磨和煎熬，因而产生悲观失望的想法。

因为丧偶、子女离家工作、自身年老体弱或罹患疾病，老人感到生活失去乐趣，对未来丧失信心，甚至对生活前景感到悲观等，对任何人和事都怀有一种消极、否定的心理。

有些老年人对外界社会反感，有偏见，从而封闭自己，很少与人交往，变得惧怕外面的世界。

（四）死亡威胁

生老病死是生命的必然过程，对于年轻人来说，死亡似乎是件很遥远的事情，而老年人则不同，迟暮之年，感觉与死亡的距离越来越近，对死亡的畏惧也越来越强烈，尤其是在配偶、朋友、同事去世后，在精神上对老人造成的伤害，加速老人心理老化，出现严重的失眠和孤寂、轻生、厌世心理。

（五）内向个性

当然，以上只是一些影响心理健康的危险因素，但并不是说人到老年就一定会发生心理问题。专家指出，心理障碍的发生与个人的性格因素也有一定关系。

有些老年人，如果缺乏规律的生活，又很少参加群体活动，或是家庭中夫妻关系、亲子关系不和睦，生活没有愉悦感，就可能诱发各种精神障碍，如神经衰弱、焦虑症、抑郁症、恐惧症、强迫症、癔症等。总的看来，老年期的精神障碍发病率略高于其他年龄阶段。

💬 三、心理护理措施

（一）多注意观察老人的细微行为和语言

老人们往往比较内敛，有心事或者有情绪变化，往往都会习惯性地压抑着，不容易被外人观察到，但是这并不是说就不能观察到。老人很多时候通过细微动作的改变，比如节奏、力度、伴随精神状态等，还有语言上的细节，如轻轻叹气、停顿、语气不同寻常的抑扬顿挫等，来表达内心的实际情绪。

当注意到这种变化的时候，需要护理员在日常照料、陪伴的同时及时地和老人进行交流，委婉地和老人沟通，了解老人内心比较隐蔽的不良情绪，科学地分析其根源，采用开心快乐的方式，让老人不知不觉地把自身的不良情绪化解掉。

（二）走进老人的内心世界

"老吾老以及人之老，幼吾幼以及人之幼"。尊老爱幼是我们中华民族千百年来的传统美德，护理员与老人交谈时应注意以下几点，更易走近老人的内心世界。

1.有耐心

老人家一般都比较唠叨，一点事可以说很久，护理员不要表现出任何的不耐烦，要耐心地去倾听老人的谈话。

2.用心交流

护理员的眼睛要注视老人眼睛，视线不要游走不定，让老人觉得你不关注他，若需要，同性间可以拉着对方的手交谈。

3.态度

要和蔼可亲，平易近人，脸上常带微笑，让老人感受到护理员的亲切感。

4.位置

不要让老人抬起头或远距离跟护理员说话，那样老人会感觉对方高高在上难以亲近的，护理员应近距离弯下腰与老人交谈，老人才会觉得平等和被重视。

5.了解情况

要了解老人的脾气、个性、喜好，可以事先打听或在日后的相互接触中进一步了解。

6.话题选择

要选择老人喜爱的话题，如家乡、亲人、年轻时的事、电视节目等，避免提及老人不喜欢的话题，也可以先多说一下自己，获取老人信任后再展开其他话题。

7.应变能力

万一有事谈得不如意或老人情绪有变时，尽量不要劝说，先用手轻拍对方的手或肩膀进行安慰，情绪稳定后尽快转移话题。

8.真诚的赞赏

人都渴望被肯定被赞赏，老人家就像小朋友一样，喜欢被表扬、夸奖，所以，护理员要真诚、慷慨地多赞美老人，老人高兴，谈话的气氛就会活跃很多。

9.语言

护理员说话的速度要相对慢些，语调要适中，有些老人听力衰退，则须大声一点，要看老人表情和反应，随时判断对方需要。

牢记要点

1.耐心与老人交流，多观察、多顺应老人需求。

2.与老人共同回忆过往。

3.从语言上多向老人倾斜，不要与老人发生语言冲撞，要多夸奖、表扬老人。

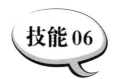 **技能06** 医疗护理基础操作

学习目标：

1.了解医疗护理的基础操作（见图3-9）。

2.掌握各类医疗护理的具体方法及注意事项。

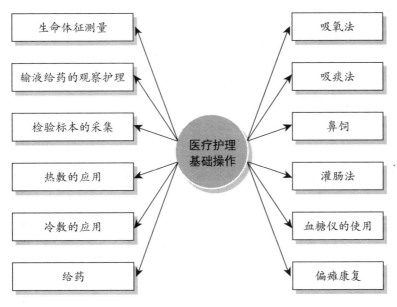

图3-9　医疗护理基础操作

一、生命体征测量

（一）生命体征的正常值

（1）体温正常值：36～37摄氏度之间（腋窝）。

（2）脉搏正常值：成人为60～100次/分（常为70～80次/分）。

老年人较慢55～60次/分。

婴儿120～140次/分。

幼儿90～100次/分。

学龄期儿童80～90次/分。

（3）呼吸频率正常值：18～22次/分。

（4）血压的正常值：收缩压在90～140毫米汞柱❶之间，舒张压在60～90毫米汞柱之间。

（5）空腹血糖正常值：3.9～6.1毫摩尔/升。

（6）心率的正常值：成人为60～100次/分（大多数60～80次/分），3岁以下的小儿常在100次/分以上。女性稍快，老年人偏慢。

（二）测量的注意事项

（1）测量前洗手。向病人解释，取得配合。取坐位或仰卧位。

（2）必须在安静状态下测。饭后、洗澡后、运动后、冷热敷后须休息30分钟后再测。

（3）测量过程中随时观察病人反应。

（4）测量完毕，帮病人整理好衣被，洗手。

（三）测体温

（1）检查体温计有无破损，是否完好。

（2）一定要将体温计甩至35摄氏度以下。甩体温计时用手腕力量不可触及他物，以免撞碎。

（3）帮病人擦干净腋窝的汗，体温计水银端要紧贴病人腋窝的皮肤，帮助病人屈臂夹紧。

（4）5分钟后取出查看。

（5）查看刻度时，右手拿玻璃端与眼睛平视，食指与大拇指轻轻转动体温计，不可持水银端查看，读数并及时记录。

（6）用后擦洗干净，甩至35摄氏度以下。定期消毒：将体温计浸泡于75%的酒精溶液中30分钟后取出，待干后放于清洁的容器中保存备用。

（四）测脉搏、呼吸

（1）协助病人将手臂放舒适位置，手背向下。

（2）定位：将食指、中指、无名指的指端压在病人的桡动脉上，腕关节内大

---

❶ 1毫米汞柱（mmHg）≈133.32帕（Pa）。

拇指一侧（见图3-10）。

（3）指端探压桡动脉的压力大小，以能清楚地触及脉搏为宜。

（4）计数30秒，所得数值乘以2即为脉搏数。异常脉搏测1分钟。

（5）不可用拇指测量，以免拇指小动脉的搏动与病人的脉搏相混淆。

（6）为偏瘫病人测量时，应选择健侧肢体。

（7）测脉搏后，手指按在病人桡动脉上，观察病人胸部和腹部的起伏，一呼一吸为一次，计数30秒，得数乘以2即为呼吸数。

（8）测量呼吸频率的同时，观察呼吸的深度和节律有无异常。异常呼吸测1分钟。

（9）当病人呼吸微弱不易观察时，可用少许棉花置于病人鼻孔前，观察棉花纤维被吹动的次数，计数1分钟（见图3-11）。

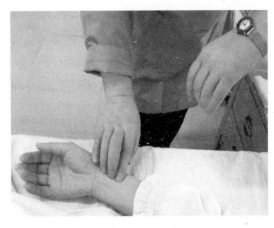

图3-10　测脉搏

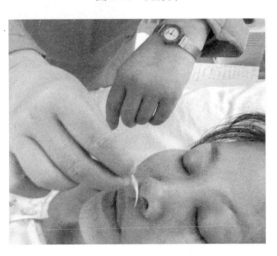

图3-11　测呼吸

（五）测血压

（1）检查血压计是否完好，袖带是否漏气。

（2）偏瘫病人选择健侧上臂。

（3）被测量的肢体肱动脉与心脏处于同一水平位置。卧位时与腋中线水平，坐位时与第四肋骨水平（三点一平面）。

（4）病人暴露上臂，手心向上。

（5）袖带下缘距肘窝2～3厘米，松紧以能放入一指为宜。

（6）胸件放肱动脉搏动处，不可压在袖带下。

（7）打气放气平稳。打气高度以肱动脉搏动消失后再升高20～30毫米汞柱为宜，放气缓慢，速度以每秒4毫米汞柱为宜。

（8）放气时听到的第一声搏动音，水银柱所指的刻度即为收缩压即高压值，搏动音突然变弱或消失时水银柱所指的刻度即为舒张压即低压值。

（9）如所测血压异常或血压搏动音听不清时，应重复测量2～3次，取其最低值。每次测量要将先袖带内气体放尽，水银柱降到0点。

（10）测完后，血压计倾斜45度，水银柱归到0刻度。

（11）观察病人血压变化，测量时要定时间、定体位、定部位、定血压计。

测血压如图3-12所示。

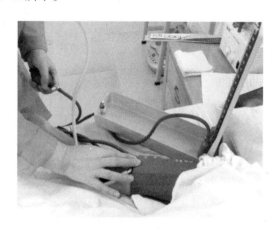

图3-12　测血压

🗨 二、输液给药的观察护理

输液观察的内容如下。

（1）输液速度：需根据个体情况遵医嘱，一般成人约40～60滴/分，小儿20～40滴/分。会识读输液卡。

（2）观察进针部位：正常时，应无痛感、无红肿、无隆起。

（3）观察病人有无其他输液反应。

🗨 三、检验标本的采集

（一）小便收集

一般收集尿标本最好是清晨第一次尿的中段尿。晨尿浓度高，不受进食及服药的影响。标本的容器应清洁、干燥、无杂质。晨尿采集后须在2小时内送检。

（二）粪便常规标本

（1）目的：检查粪便颜色、性状、有无脓血、寄生虫卵等。

（2）用物：蜡纸盒、竹签。

（3）操作方法：清晨留取标本，用竹签取5克大便（似蚕豆大小），放入蜡纸盒中送验。如为腹泻病人应取脓、血、黏液等异常部分，如为水样便，可盛于大口玻璃瓶中送验。粪便是了解消化道及消化系统有无病理现象常用的检查方法之一，可了解大便中有无脓血、寄生虫卵、虫体及致病菌。胆道有疾患者可观察大便颜色是否变浅或呈灰白色。胆道出血者可检得大便隐血试验"阳性"。采集标本要求大便新鲜，不可混入其他血及尿。

（三）痰标本收集

1.痰常规标本

（1）目的：检查痰液中的细菌、寄生虫卵和癌细胞。

（2）用物：蜡纸盒或广口瓶。

（3）操作方法：叮嘱病人晨起用清水漱口清洁口腔，然后用力咳出气管深处的痰液，盛于蜡纸盒或广口瓶内送检。

2.痰培养标本

（1）目的：检查痰液中的致病菌。

（2）用物：朵贝氏液，无菌培养皿或瓶。

（3）操作方法：清晨痰量多，含菌量也大，叮嘱病人先用朵贝氏液，再用清水漱口，以除去口腔中细菌，深吸气后用力咳出1～2口痰于培养皿或瓶中，及时送检。

3.24小时痰标本

（1）目的：检查一日痰量，观察痰的性状、颜色、量、气味及内容物（虫卵计数）或浓缩查结核菌。

（2）用物：痰杯或广口无色玻璃瓶（容量500毫升）。

（3）操作方法：容器上的贴好标签，注明起止时间。叮嘱病人将本日晨7：00至次日晨7：00的痰液全部留在容器中送检，不可将漱口液、唾液等混入。

四、热敷的应用

热敷疗法是用热的物体如热水袋或热毛巾置于痛处来消除或减轻疼痛，这就是一种古老的热敷疗法。它能使局部的毛细血管扩张，血液循环加速，起到消炎、消肿、祛寒湿、减轻疼痛、消除疲劳的作用。由于此法简便易行，收效迅速，不仅从古沿用至今，还成为人们的日常生活中自我防病治病的常用疗法之一。

（一）干热敷法（热水袋法）

1.适用范围

常用于解痉、镇痛、保暖。但以下情况严禁干热敷。

（1）脏器出血，软组织挫伤、扭伤或砸伤初期忌用热敷。

（2）急性腹痛诊断未明前不宜热敷。

（3）面部危险三角区感染化脓、皮肤湿疹、细菌性结膜炎均忌热敷。

2.施热时间

一般每次热敷20～30分钟，每天3～4次。

3.操作步骤

（1）将冷、热水共同倒入搪瓷罐内，要求水温为50摄氏度（以水温计调节较为准确），然后灌入热水袋内，灌入量为热水袋容量的1/2～2/3。

（2）排出袋内空气，拧紧塞子，擦干后倒提热水袋查看是否漏水，最后装入布套中或用毛巾包裹，放于病人需要部位。

（3）勤观察放置热水袋部位，防止烫伤。如有皮肤红肿，应立即停止使用，并在局部涂凡士林保护皮肤。

（二）湿热敷法

1.适用范围

常用于消炎、镇痛。

2.操作步骤

（1）将防水布和毛巾垫在湿热敷部位下方，在需要热敷的皮肤局部涂以凡士林（或涂食用油，其范围要大于热敷面积），然后盖上一层纱布。

（2）将浸在热水里的小毛巾拧干（以不滴水为度），用手腕内侧试温，以不烫手为宜，折叠后敷于病人患处，上面加盖干毛巾保温。

在患部不忌压的情况下，还可用热水袋放置在小毛巾上，再盖上大毛巾保湿则效果更佳。

（3）约3～5分钟更换一次，一般连续热敷15～20分钟。

（4）热敷完毕，揭去纱布，擦去凡士林，穿好衣服。

（三）注意事项

（1）温度适宜，防止烫伤。

（2）热敷过程中，随时观察病人的皮肤颜色，询问全身感觉，发现异常立即停止。

（3）伤口部位做湿热敷时要无菌操作，敷毕，按无菌换药法处理。

（4）面部做热敷时，敷后半小时方可外出，以防感冒。

（四）热敷的禁忌

出现以下情况，严禁湿热敷。

（1）急性腹部疼痛等疾病未明原因时。

（2）面部三角区感染化脓时。

（3）各种脏器内出血时。

（4）软组织挫伤或擦伤初期。

（5）恶病质病人（如癌症）尽量不要热敷。

五、冷敷的应用

冷敷作为一般治疗方法，即用冰袋或冷湿毛巾敷于头额、颈后或病变部位皮肤上。

（一）冷敷的功能

冷敷可使毛细血管收缩，减轻局部充血，可使神经末梢的敏感性降低而减轻疼痛，降温退热，可减少局部血流，防止炎症和化脓扩散，可将体内的热传导发散，增加散热，降低体温。冷敷适用于扁桃体摘除术后、鼻出血，早期局部软组织损伤、高热病人及中暑者、牙痛及脑外伤病人。冷敷可用小毛巾在冷水或冰水中浸湿，拧成半干，敷于局部，每隔1～3分钟更换一次，持续15～20分钟。也可用冰袋裹上毛巾敷于局部，但要注意避免冻伤。

（二）冷敷的作用

（1）止血：寒冷致使血管收缩，而起到止血作用。如外伤血肿，局部冰敷，可防止血肿进一步扩大。

（2）消肿：扭伤或挫伤后，由于小血管破裂，血液渗入周围组织而出现肿胀，肿胀压迫神经末梢还带来疼痛。而冷敷使血管收缩以阻断这一病理过程，待冷敷停止后，血液恢复正常时，受损部分机体已进行了修补及产生凝血，因而减轻了局部发青及肿胀。2～3天后再进行热敷，以促进瘀血的吸收，这是扭伤的最佳处理方法。如扭伤后立即热敷、按摩、活动，可能加重肿胀，有害无益。

（3）降温：遇到病人高热时，需及时就医，并在医生指导下，采用冷敷方法物理降温，如用冷毛巾冷敷病人头部、颈部、腋部、大腿根部等。

（三）冷敷的注意事项

（1）时间不能持续过久，每敷20～30分钟应停一会再敷。

（2）经常观察皮肤变化，每10分钟一次，如发现皮肤苍白、青紫、麻木等，表示静脉血淤积，须立即停止冷敷，否则会造成冻伤。

（3）在全身冷敷中，若病人出现寒战、脉搏变快、呼吸困难、面色改变时，须立即停止冷敷。

六、给药

（一）滴眼药，涂眼膏

（1）洗手。

（2）检查药液（或药膏）的有效期，有无变色、沉淀、浑浊、过期，确认无问题后方可使用。

（3）向病人解释，取得配合。

（4）病人取舒适坐位或仰卧位，将头向后仰。

（5）询问观察确定病眼后先用医用棉签帮病人拭净眼角分泌物。

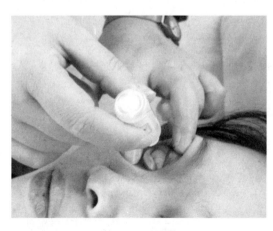

图3-13　滴眼药

（6）叮嘱病人眼向上看。左手大拇指和食指将上下眼睑轻轻分开并固定，暴露下结膜囊（下眼皮内）。

（7）右手持眼药瓶，距眼约2～3厘米将眼药水滴入下结膜内1～2滴（见图3-13）。

（8）如果是涂眼膏，将眼膏挤在下结膜内约1厘米的长度，旋转药膏瓶，使药膏断离。

（9）用手指轻轻提捏上眼皮，嘱病人闭眼3～5分钟，上下左右转动眼球，使药液或药膏均匀分布于眼内。

（10）用医用棉球擦净溢出的眼药水或眼膏，擦净面部。

（11）整理用物。帮病人取舒适位，询问病人有无不适。洗手。

 特别提示：▶▶▶

　　眼药水不可直接滴在眼球上，以防刺激引起病人不适。药瓶距眼睛不可太近，瓶口、管口不可触及眼睑、睫毛，防止污染。动作要轻柔，防止药瓶晃动，以免刺伤病人眼睛。

（二）滴耳药

（1）洗手。

（2）检查药液的有效期，是否变色，有无沉淀、浑浊、过期。确认无问题后方可使用。

（3）向病人解释，取得配合。

（4）协助病人取坐位或半卧位。头偏向健侧，患耳在上。

（5）用医用棉签取3%的双氧水将耳道内分泌物清洗干净，再用干棉签擦干。

（6）一手将病人耳郭向后上方轻轻牵拉，使耳道变直。

（7）另一手持药瓶，掌跟轻置耳旁，将药液顺耳道壁滴入3～5滴。药液温度要接近体温，过冷时需要稍加热，以免滴入后病人出现不良反应（见图3-14）。

（8）滴管不可触及外耳道壁，以免污染药液。

（9）轻压耳屏，使药液进入中耳，分布均匀。

（10）用消毒棉球塞入外耳道口，避免药液流出。

（11）叮嘱病人保持体位1～2分钟。观察询问病人有无不适。

（12）用医用棉球为病人擦净局部。

（13）协助病人取舒适位，整理床铺，清理用物，洗手。

（三）滴鼻法

（1）洗手。

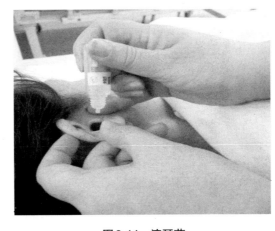

图3-14　滴耳药

（2）检查药液有效期，是否变色、浑浊、沉淀、过期。确认无问题后方可使用。

（3）向病人解释，取得配合。

（4）叮嘱病人轻轻擤出鼻分泌物。

（5）协助病人取坐位或仰卧位，使鼻孔向上。

（6）一手扶持病人头部，另一手持药滴管距鼻孔1～2厘米。滴管不可接触鼻孔，以免污染。

（7）将药液滴入两侧鼻腔各3～5滴，再用手轻按鼻翼，使药液在鼻腔内扩散（见图3-15）。

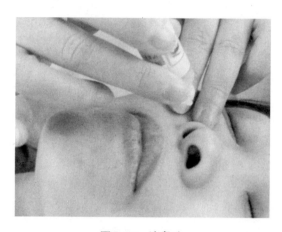

图3-15 滴鼻法

（8）叮嘱病人休息3～5分钟后再坐起，以免药液流出或流入咽部。

（9）观察病人有无不适。擦净面部，为病人取舒适体位。整理用物。洗手。

（四）超声雾化吸入法

1.作用

治疗呼吸道炎症，减轻咳嗽，稀释痰液，帮助祛痰，解除支气管痉挛，使气道通畅从而改善通气功能。

2.操作

（1）雾化吸入治疗的病人应神志清楚。

（2）检查雾化器是否完好。操作前洗手，向病人解释，取得配合。

（3）重症病人取侧卧位。一般病人取坐位或半坐卧位。

（4）水槽和雾化罐内加冷水200～350毫升（蒸馏水或纯净水），水槽的水要没过雾化罐底的透声膜。药液要稀释（30～50毫升），严禁加温水或热水，使用中，若水槽内水温超过50摄氏度，要关机，更换冷水。

（5）先开电源，预热3分钟，再开雾量和风量开关。雾量一般用中挡。

（6）为病人戴好面罩或口含嘴，指导病人深呼吸，屏气。用口吸气，用鼻呼气，吸入时间10～15分钟。

（7）随时观察病人反应，如有不适须立即停止。

（8）停止吸入后，为病人擦净面部。

（9）关机时，先关雾量和风量开关，再关电源。

（10）每次用完，倒掉水槽内的水，擦干水槽以备再用。将雾化罐、口含嘴或面罩、螺纹管浸泡于消毒液中1小时，冲净，备用。

3.注意事项

（1）水槽和雾化罐内加冷水。

（2）给药的注意事项：用药前，须检查药品是否过期或变质。

七、吸氧法

吸氧的目的是提高肺泡内的氧分压，纠正各种原因造成的缺氧状态，促进代谢，维持生命活力。

（一）操作要领

（1）洗手。向病人解释，取得配合。

（2）湿化瓶内放1/2～2/3过滤水（蒸馏水或纯净水）。

（3）用棉签蘸温水清洁病人鼻孔。

（4）开电源。调节氧气流量，重症缺氧者4～6升/分，成人一般2～4升/分。

（5）检查鼻导管是否通畅，将末端鼻塞插入盛有温开水的小碗内有气泡溢出，说明通畅。

（6）先调好流量，再给病人插氧气鼻导管。

（7）停止吸氧时，先拔掉鼻导管，再关流量，关电源。

（8）用毕取下湿化瓶，进行浸泡消毒。

（二）注意事项

（1）防火、防热。

（2）先调节好流量，再给病人插氧气鼻导管。

八、吸痰法

吸痰的目的是清除病人呼吸道分泌物及呕吐物，使气道通畅，改善通气功能，预防呼吸道并发症。

（一）操作要领

（1）洗手。向病人解释，取得配合。
（2）帮病人取舒适位，头偏向一侧。必要时用压舌板张口。
（3）接通电源 ⟶ 打开吸引器开关 ⟶ 调节负压压力（40～53.3千帕）。
（4）用导管试吸盐水，检查是否通畅。
（5）导管从口腔或鼻腔插入，边吸边将导管上下左右移动。
（6）吸痰顺序：口腔颊部，咽部，气管分泌物。吸痰时间：不宜超过15秒。
（7）边吸边用干净毛巾擦净口鼻分泌物。观察口腔黏膜有无损伤。
（8）观察分泌物的性状、颜色及数量。
（9）吸痰结束退出导管后，抽吸盐水冲净导管内痰液。导管消毒。

（二）注意事项

动作轻柔，防止病人呼吸道黏膜受损。

九、鼻饲

昏迷、口腔咽部疾病、食管狭窄、拒绝进食（精神病人）、某些手术后的病人，可能要进行鼻饲护理，其目的是保证病人食物营养供给和治疗的需要。

（一）操作要领

（1）清醒病人在鼻饲前应向病人解释，取得配合。
（2）喂食前必须将病人的头，胸部抬高30°～50°。
（3）鼻饲管的深度45～55厘米，或自发际至剑突。
（4）如果病人出现呛咳、呼吸困难、紫绀，说明导管插入了气管，应立即拔出。
（5）检查鼻饲管是否在胃内，方法为：将胃管开口端放于盛水的碗中没有气泡溢出，说明导管在胃内；用无菌注射器从胃管开口处抽吸，有胃液流出，说明导管在胃内。
（6）鼻饲食物的温度38～40摄氏度，食量每次200～350毫升，每2～3小时一次，每天4～6次。每次准备的流食以一餐为准，剩余流食不可留到下次使用。

（7）喂食前后喂温开水50～100毫升，冲净胃管，防止食物积存在管腔中变质，堵塞胃管。

（8）鼻饲药物要研碎，用温开水稀释溶解后喂入，以防胃管阻塞。

（9）喂食完后，将胃管末端反折约3厘米，用清洁的纱布包裹夹闭。

（10）鼻饲用物必须保持清洁，以防止消化道感染。长期鼻饲者应每日清洁口腔。

（11）喂食完毕后，让病人保持其体位30分钟，再恢复原舒适体位，防止喂食后胃内容物返流发生吸入性呼吸道疾病。昏迷病人喂食后不宜翻身、拍背，以免呕吐及食物误入气管。

（12）定期（7天）更换胃管。换管时胃管应在晚上鼻饲后拔出。用纱布包裹近鼻孔的胃管，开口端夹紧（防止拔管时液体返流），拔到咽喉处（14～16厘米处）快速拔出，以免液体滴入气管。鼻孔处的分泌物及时用纱布或干净小毛巾擦干净，防止流入口腔，堵塞气管。

（二）注意事项

（1）鼻饲前，检查胃管是否在胃内。

（2）喂食前后用温开水50～100毫升，冲净胃管。

（3）昏迷病人喂食后不宜翻身、拍背，以免呕吐及食物误入气管。

十、灌肠法

灌肠法分为小量保留灌肠和大量不保留灌肠。

大量不保留灌肠可用于肿瘤病人顽固性便秘，灌肠可用于软化粪便、清洁肠道、稀释和清除肠内毒素，对癌性发热不能控制者灌肠可降低体温，也可作为某些特殊检查及手术前的准备。

妊娠、急腹症、消化道出血病人不宜灌肠。

（一）用品及准备

治疗盘、灌肠筒、橡胶管、玻璃接管、肛管、止血钳、液状石蜡、弯盘、手纸、水温计、橡皮布和治疗巾。

灌肠液：常用生理盐水，0.1%～0.2%肥皂水，成人液量每次用500～1000毫升，小儿每次200～500毫升，液体温度39～41摄氏度，降温用28～32摄氏度，中暑用4摄氏度等渗盐水。

另备便盆、围屏、输液架。

（二）方法及内容

（1）按医嘱准备灌肠液，调节水温。将用物备妥后携至床旁，向患者作解释，取得合作，并嘱排尿。大病房应以围屏遮蔽患者。

（2）协助患者左侧卧位，双膝屈曲，露出臀部，将橡皮布及治疗巾垫于臀下。如肛门括约肌失去控制能力者，可取仰卧位，臀下置放便盆。

（3）润滑肛管前端，放出少量液体以驱出管内气体，并以腕部试温是否适当，随即夹禁肛管。

（4）操作者左手分开患者两臀，露出肛门，叮嘱患者张口呼吸，右手将肛管轻轻旋转插入肛门约7～10厘米。如插入时有抵抗感，可将肛管稍退出，再行前进。插妥后一手固定肛管，另一手抬高灌肠筒或将筒挂于输液架上，液面距床沿40～60厘米，松开止血钳，使液体徐徐灌入肠内。

（5）观察筒内液体灌入情况，如灌入受阻，可稍摇动肛管，同时检查有无粪块堵塞。如患者感觉腹胀或有便意时，应将灌肠筒适当放低并嘱张口深呼吸，以减轻腹压。

（6）液体将流完时，夹紧橡胶管，用手纸裹住肛管轻轻拔出放入弯盘中，让患者平卧，嘱保留5～10分钟后排便。不能下床者应给予便盆、手纸。

（7）便毕，取走便盆，整理床铺，开窗通风，帮助患者洗手。观察大便情况，必要时留取标本送验。记录结果写在当天体温单的大便栏内。

（8）洗净灌肠用物，并消毒备用。

（三）注意事项

（1）插肛管时动作要轻柔，对有肛门疾病患者更应小心，以免遭到损伤。

（2）对某些颅脑疾病、心脏病患者及老年人、小儿、妊娠期孕妇，灌肠时应慎重，压力要低，速度要慢，并注意病情变化，以免发生意外。

（3）肝昏迷患者禁止肥皂水灌肠，伤寒患者灌液面不得高于肛门30厘米，液量不得超过500毫升，并选用等渗盐水。急腹症、消化道出血患者不宜灌肠。

十一、血糖仪的使用

正确的采血方法是选择左手无名指指尖两侧皮肤较薄处采血，因为手指两侧血管丰富，且神经末梢分布较少。在这个部位采血痛感小而且出血充分，不会因为出血量不足而影响结果。采血前可将手臂下垂10～15秒，使指尖充血，待扎针后，轻轻推压手指两侧血管至指前端1/3处，让血慢慢溢出即可。

（一）使用方法

（1）检查血糖仪功能是否正常，试纸是否过期，试纸代码是否与血糖仪相符。每盒试纸都有编码，需在测量前根据试纸的编号调整仪器。

（2）采血针安装在采血笔内，根据皮肤厚薄程度调好采血针的深度。

（3）用温水或中性肥皂洗净双手，反复揉搓准备采血的手指，直至血运丰富。

（4）用75%的酒精消毒指腹，待干。打开血糖仪开关，用吸血的血糖仪，就取一条试纸插入机内，用滴血的血糖仪，就取一条试纸拿在手上。手指不可触及试纸测试区，取出试纸后随手将盖筒盖紧。

（5）采血笔紧挨指腹，按动弹簧开关，针刺指腹。不要过分挤压，以免组织液挤出与血标本相混而导致血糖测试值偏低。

（6）如用吸血的血糖仪，就将血吸到试纸专用区域后等待结果。用滴血的血糖仪，就将一滴饱满的血滴或抹到试纸测试区域后将试纸插入机内等待结果。不要追加滴血，否则会导致测试结果不准确。

（7）用棉棒按压手指至不出血为止。

（8）监测值出现后记录，关机。检测完毕将采血针戴上帽后妥善处理。

（二）注意事项

1.血糖仪和试纸要相匹配

目前血糖仪品种较多，从采血的性能上可分为吸血的血糖仪和滴血的血糖仪。不论选用哪个厂家的血糖仪，都必须使用该厂家的试纸。不同款式的血糖仪使用的试纸也不一样，是滴血的血糖仪就必须使用滴血的试纸，是吸血的血糖仪就必须使用吸血的试纸。

2.试纸的保存

试纸必须保存在原装的试纸筒内，放在阴凉、干燥处，以免受潮后影响测试的结果或测试不出结果。一旦试纸受潮，该试纸就不能再使用，必须重新更换试纸测试。

（三）血糖仪的校准

血糖仪校准是利用模拟血糖液（购买时随仪器配送）检查血糖仪和试纸条相

互运作是否正常。模拟血糖液含有已知浓度的葡萄糖，可与试纸条发生反应。

1.需做血糖仪校准的情况

（1）第一次使用新购的血糖仪时。

（2）每次使用新的一瓶试纸条时。

（3）怀疑血糖仪和试纸条出现问题时。

（4）测试结果未能反映出病人感觉的身体状况时，例如：感觉到有低血糖症状，而测得的血糖结果却偏高。

（5）血糖仪摔跌后。

2.血糖仪校准时的注意事项

（1）不要使用过期的模拟血糖液。

（2）模拟血糖液开瓶后3个月内有效。第一次开瓶使用时应注明过期日期，3个月后应将该瓶模拟液丢弃。

（3）模拟血糖液不宜储存在温度超过30摄氏度的环境下，也不宜冷藏或冷冻。

（4）如模拟血糖液测试结果不在试纸盒上显示的可接受范围内，暂不要继续使用该血糖仪，应及时查找原因，与厂家联系售后维修。

（四）血糖仪的清洁

当血糖仪有尘垢、血渍时，用软布蘸清水清洁，不要用清洁剂清洗或将水渗入血糖仪内，更不要将血糖仪浸入水中或用水冲洗，以免损坏。

十二、偏瘫康复

偏瘫又称半身不遂，是指一侧上下肢、面肌和舌肌下部的运动障碍。它是由脑部疾病导致的，如脑出血、脑梗死、脑血栓、脑外伤、脑肿瘤等。病人会有运动、感觉、言语、智能、情绪等不同程度的功能障碍，运动上形成偏瘫步态。

以下内容仅供参考，具体情况需到正规医院进行检查，由专业医师进行判断，确定治疗方案。

（一）偏瘫康复训练的注意事项

（1）偏瘫康复训练须严格遵医嘱进行。

（2）病人病情稳定，生命体征平稳，可按医生指示开始训练。

（3）运动量不宜过大，训练强度由小到大，使患者有一个适应的过程，训练后脉搏不超过120次/分，或休息一夜后不感疲劳。

（4）结合日常生活进行训练，鼓励病人自己做事。

（5）顺其自然。

（6）注意日常保健：按时服药，规律起居，合理饮食。

（7）训练中出现其他疾病，如感冒，应暂停训练。

（8）运动后不可立即进行热水浴。

（9）训练频率根据病人情况，在医生指导下进行。

（10）穿衣宽松。

（二）偏瘫康复训练

1.肩关节

（1）放松肩关节肌肉，抖肩、耸肩。

（2）上举上肢至90°。

（3）外展上肢至90°。

（4）上举上肢从肩关节向对侧髋关节。

（5）用手摸向对侧肩关节。

肩关节康复训练如图3-16所示。

> **训练要点**
>
> 1.放松肌肉，活动关节，增强肌力。
> 2.从大关节到小关节，顺次训练。
> 3.训练前后均要做肌肉放松。

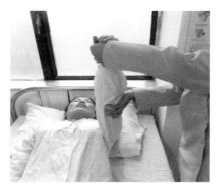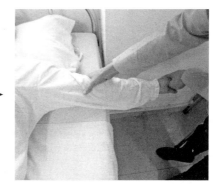
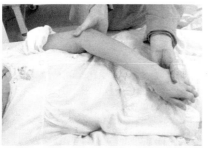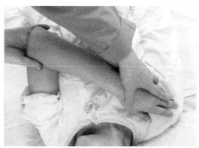

图3-16 肩关节康复训练

2.肘关节

（1）肘关节与肩平，前臂绕肘关节活动90度。

（2）掌心向上，屈肘关节。

肘关节康复训练如图3-17所示。

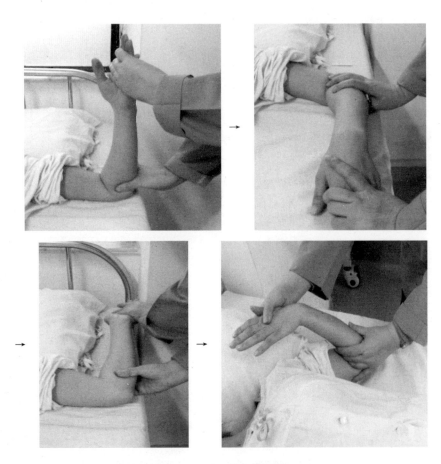

图3-17　肘关节康复训练

3.腕关节

（1）外转、内旋手腕。

（2）手掌垂直于前臂做圆周运动。

腕关节康复训练如图3-18所示。

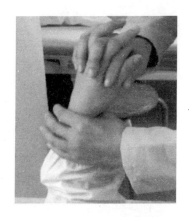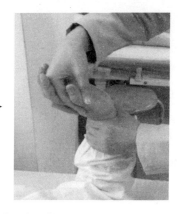

图3-18　腕关节康复训练

4.指关节

（1）四指一起屈、展。各个手指逐一屈、伸。

（2）伸、拉各个手指。

（3）最后抖动，放松上肢。

指关节康复训练如图3-19所示。

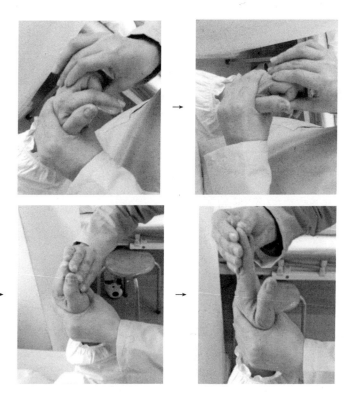

图3-19　指关节康复训练

5.髋关节

（1）抬腿、揉髋、送髋。抖动，拍打下肢。

（2）膝关节弯曲，抬腿画圈，小范围活动髋关节。

髋关节康复训练如图3-20所示。

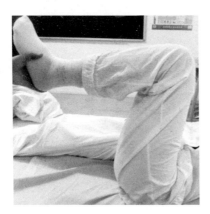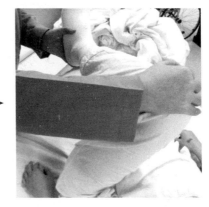

图3-20　髋关节康复训练

6.膝关节

（1）膝关节弯曲、伸展。

（2）屈膝，足底着地沿直线伸开。

（3）足跟着地，越过另一条腿。

（4）膝关节内扣、屈膝（内收、外旋）。

膝关节康复训练如图3-21所示。

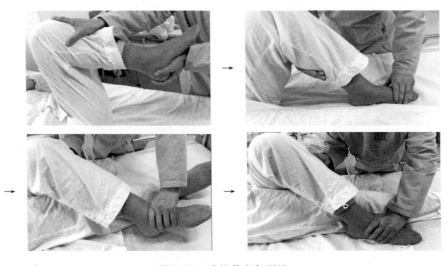

图3-21　膝关节康复训练

7.踝关节

（1）膝关节全屈，足底着地，膝关节向足尖压去。

（2）下肢伸直，脚掌向身体方向压去。

踝关节康复训练如图3-22所示。

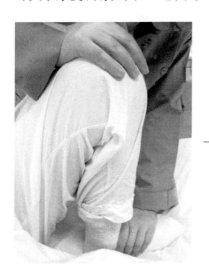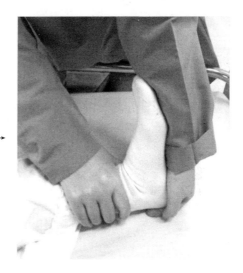

图3-22　踝关节康复训练

8.力量训练

（1）训练臀大肌，双手十指相扣，上肢前伸，双腿膝屈、夹紧，做双桥式力量训练（见图3-23）。

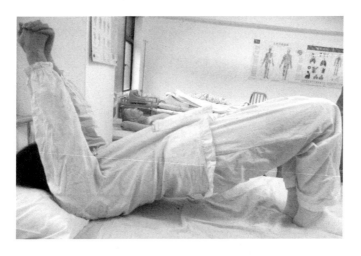

图3-23　双桥式力量训练

（2）坐位力量训练：活动肩关节，肘关节平、靠、伸，患侧上肢、手指伸直，支撑身体，锻炼上肢力量（见图3-24）。

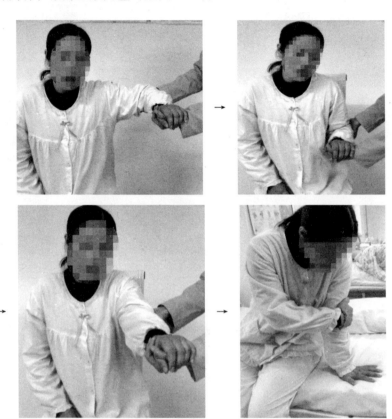

图3-24　坐位力量训练

牢记要点〰〰〰〰〰〰〰〰〰〰〰〰〰〰〰〰〰〰〰〰〰〰〰〰〰〰〰〰〰

1.使用各类设备、器具时首先检查其完好度。

2.有些病不能用冷（热）敷，要切实注意区别。

3.偏瘫康复要注意方法，不可用力过猛。

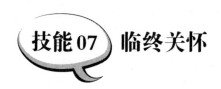

技能07 临终关怀

学习目标：

1.了解临终关怀的基本概念、临终老人的生理变化、生理护理、心理变化及护理措施（见图3-25）。

2.掌握临终老人的护理方法。

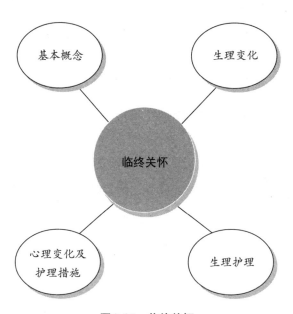

图3-25　临终关怀

一、基本概念

（一）临终老人

是指由于机体衰老、疾病、不治之症等而使人体重要器官功能衰竭，生命难以维持的老人。

（二）临终关怀

临终关怀是指为临终老人以及家属提供生理、心理和社会的全面支持和照顾，目的是通过提供缓解性照料、疼痛控制和症状处理来改善个人寿命的质量，其伦理原则是"不以延长生命为唯一目的，而以减轻身心痛苦为宗旨"。临终关怀的理念如下。

（1）以照顾为主。

（2）提高生命质量。

（3）尊重临终患者的权利。

（4）重视对临终患者家属的心理支持。

（三）临终护理

临终护理是指对临终老人的护理，应体现出护理、关怀、照顾的核心，通过特殊护理手段，最大限度地消除老人精神上、肉体上痛苦，稳定情绪，消除对死亡的恐惧和不安，使老人处于亲切、温馨环境中，有尊严地离开人世。

二、临终老人的生理变化

临终老人的生理变化如表3-10所示。

表3-10　临终老人的生理变化

序号	体现方面	具体表现
1	面容、视力、语言、听力	（1）面部肌肉松弛，双颊无力，随呼吸鼓起和凹陷 （2）双眼半睁，目光呆滞，视力逐渐消失。死亡来临时，瞳孔固定，对光反射消失 （3）语言混乱，表达困难，失去理智，最后失去表达能力 （4）听力保存时间最长，通常是最后失去的生理感觉
2	皮肤、肌肉	（1）皮肤苍白、湿冷，以肢端、耳鼻较为明显 （2）肌肉松弛，下颌下垂，眼球内陷，上睑下垂，无应激活动
3	呼吸系统	（1）潮式呼吸（深快—浅慢—深快循环呼吸）或临终呼吸（双吸气、叹气、点头样呼吸） （2）呼吸肌收缩力减弱，不能排出呼吸道分泌物，呼吸困难，有痰鸣音

序号	体现方面	具体表现
4	循环系统	（1）口唇、指甲灰白色或青紫色。血流停止、坠积，皮肤有淤斑 （2）脉搏快而不规则到逐渐减弱到消失，同时心尖有短暂微弱的心跳
5	胃肠和泌尿系统	（1）肠蠕动减少，胃肠积气、腹胀、呃逆、恶心、呕吐 （2）肛门和膀胱括约肌松弛，大小便失禁
6	感觉变化	瞳孔无对光反射、无吞咽反射、听力完全消失
7	意识改变	昏睡：大声呼唤可暂时苏醒，对周围漠不关心，随即又成睡眠状态 木僵：是一种可唤醒的无意识状态，答非所问 昏迷：意识完全丧失，肌肉松弛，感觉即各种反射均消失

三、临终老人的生理护理

（1）清洁（洗脸、洗手、洗脚、清洗会阴和肛门周围、洗头、擦浴、换衣服、换床单）。按时、按需清洁，尤其是身体受压部位、出汗部位、会阴部和足部要保持清洁、无异味。

（2）环境要安静、整洁、舒适，空气新鲜，床单清洁、平整、干燥。

（3）按时、按需更换体位，必要时局部按摩，防止压疮。

（4）定时、按需要监测生命体征。观察皮肤颜色、肢体温度等变化。

（5）增加营养。高蛋白、高热量的流质饮食。

（6）解热。高热发烧时，严格遵医嘱用退烧药，或咨询医生是否可冷敷物理降温。

（7）缓解呼吸困难，适当给氧。

（8）镇痛。晚期癌症的临终老人，疼痛时给予镇痛药。根据病情采取不同体位和缓解症状的措施。

四、临终老人的心理变化及护理措施

临终老人的心理变化分为五个阶段，即否认期、愤怒期、协议期、忧郁期、接受期。心理变化过程因人而异，五个阶段发生的时间和顺序并没有一定的规律，有时会同时发生，有时会重复发生，或停留在某个阶段。

（一）否认期

1.老人的表现

当老人知道自己病重面临死亡时，内心痛苦、否认，不相信、不接受现实。否认期持续时间因人而异。

2.护理措施

（1）护理员应具有真诚、忠实的态度，不要伤害病人的防卫机制，也不要欺骗病人，让病人告诉你他所知道的情况，坦诚温和地回答病人对病情的询问，且注意与医护人员对病人病情叙述的一致性。

（2）经常陪伴在病人身旁，仔细地倾听，使用适当的同情心。让病人知道你愿意和他一起讨论他所关心的问题，更重要的是让他感到他并没有被抛弃，他时刻受到护理员的关心。

（3）在与病人沟通中，护理员要注意自己的言行，尽量使用对方自己的话，切记要真诚、忠实，在交谈中因势利导，循循善诱，使病人逐步面对现实。

（二）愤怒期

1.老人的表现

老人知道自己的病情后，内心恐惧、绝望，无法接受，常迁怒于人，将自己的情绪转向他人。

2.护理措施

（1）尽量让病人表达其情绪，让他有宣泄情感的机会，并将病人的发怒看成是一种有益健康的正常行为，在适当的时候陪伴病人，不让其认为你会因为他生气而离开他。护理员也不必须回答哲学上的问题，如"为什么上天如此对我？"

（2）做好病人家属的工作，给予病人宽容、关爱和理解。

（三）协议期（讨价还价期）

1.老人的表现

老人经过一段时间的心理适应，暂时由愤怒转为平静。为了延续生命，老人开始关注自己的病情并抱有希望，积极配合治疗。

2.护理措施

应尽可能地满足病人的需要，即使难以实现，也要做出积极努力的姿态。

（四）抑郁期

1.老人的表现

老人知道自己身体状况逐渐恶化，向死亡临近，失落、伤感、哭泣等。

2.护理措施

（1）护理员应多给予同情和照顾，经常陪伴病人，允许其用不同方式宣泄情感，如忧伤、哭泣等。

（2）给予精神支持，尽量满足病人的合理要求，安排亲朋好友见面、相聚，并尽量让家属陪伴身旁。

（3）注意安全，预防病人的自杀倾向。

（4）若病人因心情忧郁忽视个人清洁卫生，护理员应协助和鼓励病人保持身体的清洁与舒适。

（五）接受期

1.老人的表现

老人对即将面临的死亡有所准备，开始处理一切未完事宜。身心极度疲劳衰弱，常处于嗜睡状态，平静。

2.护理措施

（1）尊重老人，不要强迫与其交谈，给予临终老人一个安静、明亮、单独的环境，减少外界干扰。

（2）继续保持对老人的关心、支持，加强生活护理，让其安详、平静地离开。

牢记要点

1.以心理关怀、减少痛苦为理念。

2.尽可能多地陪伴在老人身边。

3.随时观察临终老人生命体征。

技能测试

一、选择题（40分，每小题5分）

1.以下哪些是养老护理员的职责（　　）。

A.饮食护理　　　　　　　　　　　B.日常健康护理

C.为老人做好饮食　　　　　　　　D.建立健康安全的生活环境

E.照顾老人日常起居

2.养老护理员的素质要求有（　　）。

A.医术精湛，善于治疗　　　　　　B.热爱本职，忠于职守

C.负有责任，善始善终　　　　　　D.不断学习，不断提高

E.切实做到勤、实、灵、爱

3.养老护理员的职业守则是（　　）。

A.尊老敬老　　　　　　　　　　　B.服务第一

C.遵章守法自律奉献　　　　　　　D.善待老人

4.老人洗澡护理的方法有（　　）。

A.坐浴　　　　　　B.淋浴　　　　　　C.盆浴　　　　　　D.床上擦浴

5.老人饮食的三个平衡是（　　）。

A.质量和数量的平衡　　　　　　　B.饮食结构的平衡

C.饮食时间的平衡　　　　　　　　D.粗细粮的平衡

6.养老护理员的礼仪要求是（　　）。

A.着装整洁庄重大方　　　　　　　B.举止端庄得体

C.仪态大方

7.本书中介绍的养老护理员工作技能一共有（　　）。

A.7项　　　　　　B.12项　　　　　　C.10项

8.本书中介绍的衣物、被褥的消毒方法有（　　）。

A.蒸汽消毒　　　　　B.阳光暴晒　　　　　C.煮沸消毒

二、判断题（30分，每小题5分）

1.偏瘫的正确体位是：仰卧位、患侧卧位（患侧在下方）、健侧卧位（患侧在上方）。（　　）

2.全身冷敷的水温是35摄氏度。（　　）

3.急性腹痛不明原因不宜热敷。（　　）

4.老年人身体机能衰退，很容易患上一些疾病。（　　）

5.老年人在冬、春季较易患肺炎。（　　）

6.糖尿病的表现是"三多一少"，"三多"即尿得多、吃得多、喝得多，"一少"即体重体力下降。（　　）

三、简答题（30分，每小题10分）

1.谈谈影响老人心理变化的因素。

2.老人清洁卫生包含哪些方面？

3.老人入睡前，护理员要做好哪些工作？

参考答案：

一、选择题

1.ABDE　2.BCDE　3.ABC　4.BCD　5.ABC　6.AB　7.A　8.BC

二、判断题

1.√　2.×　3.√　4.√　5.√　6.√

三、简答题

1.影响老人心理变化的因素有：（1）疾病；（2）退休；（3）孤独处境；（4）死亡威胁；（5）内向个性。

2.老人清洁卫生包含：（1）洗澡护理；（2）脸部护理；（3）口腔护理；（4）剃胡须；（5）头发护理；（6）修剪指（趾）甲；（7）洗脚；（8）会阴清洗；（9）整理床铺、更换床单；（10）预防褥疮。

3.老人入睡前，护理员要做好以下工作：（1）室内通风；（2）铺床；（3）室温控制；（4）调节光线；（5）洗漱。

参考文献

[1] 中国就业培训技术指导中心，劳动和社会保障部职业技能鉴定中心组织编写. 养老护理员（初、中级）. 北京：中国财政经济出版社，2008.

[2] 劳动和社会保障部教材办公室组织编写. 养老护理员（初、中级）. 北京：中国劳动社会保障出版社，2007.

[3] 上海市职业培训研究发展中心组织编写. 养老护理员（四级）. 北京：中国劳动社会保障出版社，2009.

[4] 万梦萍，姜斌主编. 养老护理员. 北京：中国劳动社会保障出版社，2010.

[5] 万梦萍，黄河，滕红琴等编. 养老护理员. 北京：化学工业出版社，2010.

[6] 赵秀萍主编. 养老护理. 北京：中国劳动社会保障出版社，2004.

[7] 张向荣编著. 养老护理基本技能. 北京：工人出版社，2009.

[8] 本书编委会编著. 居家老人护理手册. 北京：华龄出版社，2005.

[9] 高月平，赵桂香，韩晓东主编. 家庭护理必备手册. 北京：军事医学科学出版社，2006.